Neurosurgery by Example: Key Cases and Fundamental Principles

神经外科学基本原理与病例解析丛书

Ahmed M.Raslan / Ashwin Viswanathan

Functional Neurosurgery

功能神经外科学

主　编　〔美〕艾哈迈德·M.拉斯兰
　　　　　　　阿什温·维斯瓦纳坦

主　译　张丙杰　孟凡刚　李卫国
副主译　张世忠　张　健　吕庆平

U0339605

天津出版传媒集团

天津科技翻译出版有限公司

著作权合同登记号：图字：02-2022-013

图书在版编目(CIP)数据

功能神经外科学 / (美)艾哈迈德·M.拉斯兰
(Ahmed M. Raslan)，(美)阿什温·维斯瓦纳坦
(Ashwin Viswanathan)主编；张丙杰，孟凡刚，李卫国
主译. — 天津：天津科技翻译出版有限公司，2023.11
(神经外科学基本原理与病例解析丛书)
书名原文：Functional Neurosurgery
ISBN 978-7-5433-4376-4

Ⅰ.①功…　Ⅱ.①艾…　②阿…　③张…　④孟…　⑤李
…　Ⅲ.①神经科学　Ⅳ.①R651

中国国家版本馆CIP数据核字(2023)第121220号

授权单位：Oxford Publishing Limited
出　　版：天津科技翻译出版有限公司
出 版 人：刘子媛
地　　址：天津市南开区白堤路244号
邮政编码：300192
电　　话：(022)87894896
传　　真：(022)87893237
网　　址：www.tsttpc.com
印　　刷：天津新华印务有限公司
发　　行：全国新华书店
版本记录：787mm×1092mm　16开本　9.25印张　180千字
　　　　　2023年11月第1版　2023年11月第1次印刷
　　　　　定价：88.00元

(如发现印装问题，可与出版社调换)

译校者名单

主　译　张丙杰　孟凡刚　李卫国

副主译　张世忠　张　健　吕庆平

译校者　（按姓氏汉语拼音排序）

程彦昊　临沂市人民医院

李卫国　山东大学齐鲁医院

李潇啸　聊城市人民医院

李岳轩　浙江大学医学院附属第二医院

李珍柯　山东大学齐鲁医院

刘云阳　天津市第一中心医院

吕庆平　上海市浦东新区周浦医院

孟凡刚　北京市神经外科研究所

孙金兴　山东大学齐鲁医院

王安妮　北京市神经外科研究所

王　乔　北京医院

王修玉　天津市第一中心医院

王振玲　天津市环湖医院

张丙杰　天津市第一中心医院

张　健　临沂市人民医院

张世忠　南方医科大学附属珠江医院

编者名单

Walid A. Abdel Ghany, MD, PhD
Professor of Neurological Surgery
Ain Shams University
Cairo, Egypt

Daniel J. Curry, MD
The John S. Dunn Foundation Endowed
    Chair for Minimally Invasive Epilepsy
    Surgery, Texas Children's Hospital
Director, Functional Neurosurgery &
    Epilepsy Surgery, Texas Children's
    Hospital
Associate Professor, Department of
    Neurosurgery
Baylor College of Medicine
Houston, TX, USA

Nisha Giridharan, MD
Neurosurgery Resident
Department of Neurosurgery
Baylor College of Medicine
Houston, TX, USA

Casey H. Halpern, MD
Assistant Professor in Neurological
    Surgery
Stanford University
Palo Alto, CA, USA

Allen L. Ho, MD
Department of Neurological Surgery
Stanford University
Palo Alto, CA, USA

Christian Hoelscher, MD
Department of Neurological Surgery
Thomas Jefferson University
Philadelphia, PA, USA

Patrick J. Karas, MD
Neurosurgery Resident
Department of Neurosurgery
Baylor College of Medicine
Houston, TX, USA

Michael Kinsman, MD
Assistant Professor in Neurological
    Surgery
University of Kansas Medical Center
Lawrence, KS, USA

Kelly Layton, PA–C
Department of Neurological Surgery
Thomas Jefferson University
Philadelphia, PA, USA

Jonathan P. Miller, MD, FAANS, FACS
Professor of Neurological Surgery
University Hospitals Case
    Medical Center
Cleveland, OH, USA

Mohamed A. Nada, MD
Consultant of Neurosurgery
Department of Neurosurgery
Ministry of Health
Dar Elshefaa Hospital
Cairo, Egypt

Thomas Ostergard, MD, MS
Department of Neurological Surgery
University Hospitals Case
    Medical Center
Cleveland, OH, USA

Ahmed M. Raslan, MBBCh, MSc, MD
Associate Professor of Neurological
    Surgery
Oregon Health & Science University
Portland, OR, USA

Gaddum Duemani Reddy, MD, PhD
Department of Neurological Surgery
Upstate Medical University
Syracuse, NY, USA

Jonathan Riley, MD
Assistant Professor in Neurological
    Surgery
State University of New York at Buffalo
Buffalo, NY, USA

Mariah Sami, MD
Department of Neurological Surgery
University of Kansas
Lawrence, KS, USA

Richard Schmidt, MD, PhD
Department of Neurological Surgery
Thomas Jefferson University
Philadelphia, PA, USA

**Nathan R. Selden, MD, PhD, FACS,
    FAAP**
Campagna Professor and Chair
Department of Neurological Surgery
Oregon Health & Science University
Portland, OR, USA

Kyle Smith, MD
Department of Neurological Surgery
University of Kansas
Lawrence, KS, USA

Zoe E. Teton
Department of Neurological
    Surgery
Oregon Health & Science
    University
Portland, OR, USA

Ashwin Viswanathan, MD
Associate Professor in Neurological
    Surgery
Baylor College of Medicine
Houston, TX, USA

Chengyuan Wu, MD, MSBME
Assistant Professor in Neurological
    Surgery
Thomas Jefferson University
Philadelphia, PA, USA

Stephanie Zyck, MD
Department of Neurological
    Surgery
Upstate Medical University
Syracuse, NY, USA

中文版前言

随着科学技术发展,医工结合加强,新设备不断更新迭代,医学技术取得显著进步。在神经外科众多亚专业学科中,功能神经外科不断成熟,成为当今医学领域的热门学科之一。计算机软硬件技术、神经影像技术、电生理监测技术以及人工智能等技术的发展,促进功能神经外科在各种疾病的诊断和治疗上发挥更大作用,使得既往各种神经功能相关疾病治疗得到实现,并且许多疾病获得理想的治愈效果。

目前,国内针对功能神经外科领域的相关著作较少。本书通过临床经典病例介绍,对患者术前病情评估和规划、治疗决策、手术过程、术后护理以及并发症处理等全流程进行阐述。此外,各章还将疾病诊疗过程中不同环节的"要点"清晰地列出,有助于读者掌握功能神经外科诊疗重点。

随着功能神经外科的不断进步与发展,医生们应进一步巩固和丰富相关理论知识,特别是针对功能神经外科相关疾病的整个诊疗过程,更应全面掌握。我们将此国外经典著作翻译出版,通过针对经典病例的全面剖析,希望功能神经外科专业领域的医生们能够领会和运用到日常工作中,帮助更多患者解除病痛,获得高质量的生活。最后,借此机会,向每一位参与翻译的同道和给予支持的社会各界同仁表示感谢,感谢你们为促进中国功能神经外科发展贡献了一份力量。

序　言

神经外科培训和实践的基础是通过专业的知识、周全的判断和熟练的技术操作来管理广泛、复杂的临床病例。

在此书中，Ahmed Raslan 和 Ashwin Viswanathan 邀请了众多专家担任编者，分享他们在功能神经外科主要领域的智慧和经验。每一章着重介绍一个经典的临床病例，通过评估与治疗计划、决策、手术步骤、护理、并发症及处理等几个方面展现给读者。"要点"则主要阐明的是在病情变化或非典型情况下管理患者的对策。

每一章也列出了在临床病例中准确的诊断、成功的治疗和有效的并发症管理三方面的要点。这三方面的要点对神经外科医生特别有帮助。

最后，每一章都包含对医学证据和预期结果的重点回顾，有助于为患者提供建议并设定合理的预期。不同于面面俱到的参考列表，作者为各章精选出"延伸阅读"以帮助读者加深理解。

本书将为读者提供一场由北美顶尖专家参与指导的功能神经外科实践之旅。

Nathan R.Selden, MD, PhD

俄勒冈健康与科学大学神经外科主席、教授

目　录

共同交流探讨
提升专业能力

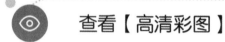 智能阅读向导为您严选以下专属服务 ■■■

 查看【高清彩图】　扫码查看高清彩图，加深对内容的理解。

 加入【读者社群】　与书友分享阅读心得，交流探讨专业知识与诊治经验。

领取【推荐书单】　推荐医学专业好书，助您精进专业知识。

操作步骤指南

微信扫码直接使用资源，无须额外下载任何软件。如需重复使用可再次扫码。或将需要多次使用的资源、工具、服务等添加到微信"收藏"功能。

扫码添加
智能阅读向导

第1章 双侧特发性震颤

Kelly Layton, Jonathan Riley, Richard Schmidt,
Christian Hoelscher, Cheng yuan Wu

病例介绍

患者,男,60岁,职业高尔夫球手,双手震颤史8年,且进行性加重,其双手的运动功能,特别是精细动作难以完成。他的震颤影响了日常活动,如吃饭、喝水、书写和打字,最终发展至无法打球。患者休息时无症状,运动时震颤出现,伸出手臂后症状加重,左手症状比右手症状重。近期,患者的头部开始出现轻微的震颤。患者的母亲和兄弟已确诊患有特发性震颤。患者否认有其他神经系统疾病,且没有精神行为异常的病史。该患者偶有饮酒,而且有时饮酒可使震颤症状减轻。

该患者面容和情感正常,言语流利,无语言、认知及记忆缺陷,脑神经检查正常,四肢肌力5级,深浅感觉正常,腱反射正常,步态正常,无共济失调,轮替运动正常,双手有明显的意向性震颤,且左侧大于右侧。震颤幅度低,频率约为6Hz;手臂伸出时,震颤幅度增加。

问题

1. 有此症状的患者的鉴别诊断是什么?
2. 患者病史或体格检查的哪些部分提示可疑诊断? 病史或体格检查中的哪些关键部分能将其与其他疾病区分开来?
3. 这种疾病有家族遗传性吗? 是一种特定基因吗?
4. 该疾病的最初治疗方法是什么? 对于该患者,选择手术是否可行?
5. 术前需要完善哪种影像学检查?

评估与治疗计划

患者在神经科医师指导下开始口服普萘洛尔治疗震颤,起初药物治疗有效,但症状很快重现,随后患者在此基础上接受了扑米酮和劳拉西泮作为后续治疗。尽管服用了药物,患者的症状还是逐步恶化。因此,患者接受了脑深部电刺激(DBS)的术前评估。经过完整的医学评估,确定患者是较为适宜的手术人选,与患者及其家属详细讨论了手术治疗的风险和益处,安排DBS治疗。

问题

1. 治疗特发性震颤的主要手术靶点是什么?
2. 治疗特发性震颤的手术方式有哪些?有哪些术中辅助设备有助于制订手术计划和植入电极?

病例总结:诊断要点

1. 特发性震颤与运动有关,张开手臂时震颤最重。尽管在疾病进展过程中患者可伴有轻微震颤,但通常没有静止性震颤。
2. 通常震颤发生于双侧上肢,优势侧症状更重。头部或颈部可偶有震颤,尤其是疾病进展时。对于单侧震颤和头部或下肢的孤立震颤,应考虑其他诊断。
3. 虽然也可有轻微的僵硬,但是震颤通常是唯一的神经症状。伴有任何的神经系统体征:如辨距困难、齿轮样强直、认知或行为异常,以及局灶性乏力,都应该考虑其他诊断。

决策

丘脑腹侧中间核(VIM)是治疗特发性震颤的首选手术靶点。手术方式大致可分为毁损术和神经调控术。

丘脑腹侧中间核毁损术

颅内靶区病变毁损术已有多种方法。应用最广泛的毁损方法是射频消融(RF),

它是利用台式射频毁损仪（Cosman Medical，Burlington，MA）进行的。立体定向毁损术是在患者清醒状态下，在射频消融术前行微电极记录（MER）或刺激测试，确认靶点位置后再行消融手术。伽马刀放射疗法作为毁损术的次选方法，是基于影像引导靶向损伤VIM[1,2]。使用合适的准直定位和使用光束阻拦方法，使内囊的暴露最小化。美国食品药品监督管理局（FDA）批准的最新方法是高强度聚焦超声（HIFU）（Insightec，Tirat Carmel，Israel）辅助直接成像定位和在专用的介入性磁共振成像套件中进行近实时磁共振测温[3]。在头部备皮和放置立体定位头架后，完成超声测试。超声测试若无缺陷，可完成超声聚焦的治疗过程。此过程不需要切开颅骨。

丘脑腹侧中间核靶点-脑深部电刺激（VIM-DBS）

1997年，FDA批准脑深部电刺激治疗特发性震颤。虽然只是批准单侧植入，但通常进行双侧植入[4]。与上述的毁损备选方案相比，神经刺激这一治疗方案具有可逆性、可治疗双侧症状和易于测定的优点。DBS可在手术室中，于患者清醒状态下应用MER定位，或在麻醉下使用影像定位的方法完成[5]。

问题

1. 在治疗特发性震颤时，神经刺激术与毁损术相比较，在治疗特发性震颤中有哪些主要优势？

2. 在哪些因素条件下，"清醒"而非"麻醉"地完成DBS是有利的？

手术步骤

此部分描述将DBS电极植入VIM中的手术过程。因有许多立体定向系统可用，在此我们就外科手术本身的细节进行广泛讨论。VIM的射频消融采用相同的定位方法。HIFU[6]和伽马刀放射外科（GKR）[1,2]的手术过程超出了本章范围，我们在后文章节中描述。

初始的电极植入计划是在术前完成的，在增强MRI中用钆对比剂，仔细选择，避开血管、脑沟及脑室系统的针道。因为VIM在MRI扫描中并不清晰，所以目标定位是基于笛卡尔坐标系而导出的一致坐标。联合中点（MCP）表示前连合点（AC）与后连合点（PC）之间的中点，为该坐标系的原点。

在中间外侧x平面上，目标坐标通常为MCP外侧14~15mm，或脑室壁外侧11~

12mm。根据 VIM 的躯体特定投射区，上肢为内侧。当上肢症状为主时，电极应该偏内 1~2mm；当下肢症状为主时，电极应该偏外 1~2mm。在前后 y 平面上，根据 Guiot 几何方案，VIM 位于 MCP 后部 AC-PC 连线距离的 25%~33%[7]。该平面中的靶点通常选择在 VIM 的后缘前 1mm 处。最后，在 z 平面上，定位距离 AC-PC 平面下方 1mm。虽然将电极植入尾状腹侧(Vc)核可能会导致患者出现感觉症状，但这是患者在清醒状态下手术时的一个有用标志。

图 1.1 提供了 VIM 一致性坐标的图示，以及在靶点水平丘脑和内囊之间的关系。冠状位(图 1.1A)、矢状位(图 1.1B)和轴位(图 1.1C)视图以 VIM 靶点为中心显示。图 1.1D 显示了一个后中针道，强调了针道与颅内核团之间的关系。值得注意的是，理想的针道是脑室外通路，且不能越过脑沟的界限。

术前可能需要使用立体定向框架或颅骨基准点行薄层 CT 扫描，以便将术前针道导入到合适的立体定向空间中。在手术室，患者以仰卧或半坐位接受定位。在头部备皮并以标准的手术方式消毒铺单后，使用选定的立体定向系统来确定合适的入颅点。皮肤局部浸润麻醉后，切开入颅点皮肤，颅骨钻孔，然后迅速打开硬脑膜和软脑膜。

在立体定向系统设定预定针道的情况下，术中标测可在患者清醒状态时进行，或

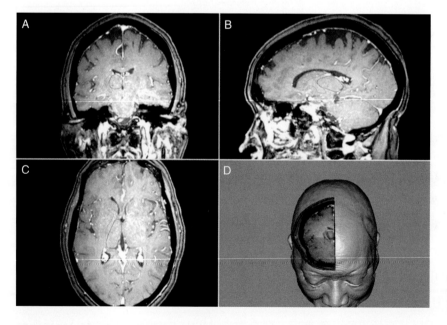

图 1.1　VIM 靶点。在正交视图中示 VIM 靶点。丘脑呈粉红色，内囊呈青色。突出显示了这两种结构之间的关系。(A)冠状位；(B)矢状位；(C)轴位；(D)三维(3D)剖视图。这突出了丘脑和内囊之间的三维关系。请注意，穿刺针道朝向靶点的后部、中部走行。

在麻醉状态下立即进行电极植入。在前一种情况下,通常使用微型推动器来微调电极位置,也可用MER进行,这需要术者识别震颤细胞和对患者四肢被动运动后有反应的细胞。通常进行宏刺激,绘制VIM/Vc边界并评估震颤反应。如果引起感觉症状,电极很可能在Vc内,因此,应在Ben-Gun内向前移动2mm。

同样,如以上肢症状为主,电极植入时应偏向内侧1~2mm;如以下肢症状为主,则偏向外侧1~2mm。值得注意的是,鉴于丘脑的方位,如行前向调整,应考虑同时进行向内侧调整,以避免电极放置偏外侧。具体来说,对于y轴上每2mm的前向调整,应考虑在x轴上行1mm的内侧调整。

在清醒状态下行DBS手术,根据术中MER数据和DBS电极刺激制订最终靶点。术中荧光透视二维成像数据有助于确定y轴和z轴的靶向性。在全身麻醉DBS手术中,术中影像学检查(如MRI、CT)用于评估相对于预期针道的电极位置。在电极植入后,将电极的引线固定在颅骨表面,然后将颅内电极的引线连接至一个延伸导线,并通过皮下隧道连接至一个内部脉冲发生器。手术第二阶段可以同时完成或者延迟完成。

病例总结:治疗要点

1. 关于连合中点的通用VIM共识坐标:

VIM共识坐标	
x	脑室壁外侧11mm(MCP外侧14~15mm)
y	AC-PC连线上MCP后部25%
z	AC-PC平面下方1mm

2. 毁损术与神经调控的比较:

(1)由于可逆性和后续治疗潜力,往往将神经调控作为一线治疗方案。

(2)对于那些不愿意使用植入电极、植入电极后感染或维持后续治疗有困难的患者,往往会选择毁损术。

(3)不宜行双侧丘脑切除术,必要时可采用双侧神经调控。

3. 在VIM中,稍微偏外侧的靶点适合治疗下肢症状,偏内侧靶点适合治疗上肢症状。紧靠VIM后方的是Vc,术中电生理检测中出现感觉症状可以确定VIM的后缘。

4. 考虑到丘脑的方位,术中在y轴每向前调整2mm,应考虑在x轴向内侧调整1mm。

要点

- 如果患者先前DBS治疗效果良好,后因感染移除植入电极,在感染控制后寻求进一步治疗,但不希望再次植入电极,则考虑对患者进行单侧丘脑核团毁损术。

- 如果患者先前接受了单侧丘脑核团毁损术来治疗原发性震颤,现在未经治疗的一侧开始出现症状恶化,应考虑对患者进行基于神经刺激的治疗,而不是对侧丘脑切除术。

护理

术后医院内疗程

对DBS术后患者通常需要复查颅脑CT或MRI,以检查电极植入情况,并评估有无术后并发症。术后当天,患者需在神经重症监护室内接受观察。患者可在术后第1天继续服用术前药物。

出院后的疗程

多数医疗中心的做法是在术中给患者静脉注射抗生素,术后给患者口服抗生素1周[8]。与大多数手术一样,患者在术后4~6周内应避免身体过度屈曲、提重物或转动身体。鼓励患者尽量多走路。患者可以轻轻地从一侧向另一侧伸展颈部,但要注意避免快速重复的颈部运动以及过度的横向转动,因这些动作可导致导线断裂。患者未经医生许可不要驾驶车辆。患者在术后几周内可能会感到头部、颈部或胸部疼痛。患者常需要带着止痛药的处方出院。如果出现任何类似于感冒的症状(如,发热>38℃、身体疼痛、寒战),严重的头痛,红肿加剧,压痛,刀口处渗出,麻木,刺痛,四肢感觉异常、无力或大小便失禁等要及时复诊。

随访

如果未在初次手术安装植入性脉冲发生器(IPG)及连接导线,需安排患者1~2周内进入DBS手术的第二阶段,在前胸壁植入IPG。该设备在运动障碍神经外科医生进行第一次程控前呈关闭状态。患者应在10~14天内接受随访,神经外科医师检查手术切口。尽管不同中心开机时间不同,但在多数情况下,患者会在1~4周后,接受运动障碍神经科医生的随访,进行初步程控。手术后至少等待几周再进行初期DBS程控,其根本原因是为组织愈合和微损伤效应消散留出足够的时间。微损伤效应持续时间因患者而异,可持续数月,但通常在几周后逐渐消失[9]。

DBS程控

与一般的DBS程控相同,每个触点最初是在单极模式下进行测试,以确定最有效的触点。应系统地进行程控,从而确定触点匹配和设置,以达到症状缓解最佳且副作用最小。开始进行程控时,脉宽和频率通常保持不变,需同时在每个触点上测试电压。一旦确定了最佳触点,就将电压和频率调整到控制震颤所需的最低水平,以实现控制震颤,而不引起副作用。虽然在初始脉宽和电压设置的选择方面,各中心有所不同,但通常从低脉宽(60μs)和低频率(130Hz)开始,以便将来需要时再增加这些设置。部分患者确实需要更高的初始频率(160~185Hz)来控制震颤。

考虑到电极-组织接触面的持续变化,患者通常需要在术后的最初几个月内频繁接受随访,以微调DBS参数。调整DBS参数的原因是震颤控制不佳,在此情况下,可能需要增加电压或频率,或者需要确定更好的触点。如果设置单极控制震颤不充分,患者可能从切换至双极或者交替设置中受益。调整患者DBS设置的另一个原因是患者出现副作用,如构音障碍或言语不利、感觉异常、肌张力障碍或共济失调。如果出现任何副作用,可能需要选择不同的触点,或者减少刺激参数。如DBS已经达到最优设置,通常只需要每半年或者每年对VIM靶点进行一次程控。通常情况下,患者在睡觉时需关闭DBS,以延长电池寿命。

虽然单极刺激是电流传递最常用的方式,但如需较小体积的组织激活,双极模式是另一个选择。在这种模式下,用两个触点来传递电流,这反过来导致激活更多的组织,有助于更好地缓解症状[8]。2016年,一项对200例帕金森病或特发性震颤患者共399块电池寿命的研究发现,双极刺激比单极刺激的电池寿命更长[(56.1 ± 3.4)个月对(44.2 ± 2.1)个月;$P = 0.006$]。当刺激参数处于低至中等强度时,这种效果最明显。

正如所述,与传统的刺激模式相比,双单极刺激的脉冲发生器寿命更短[(37.8 ± 5.6)个月对(49.7 ± 1.9)个月;$P = 0.014$)][10]。当IPG电力用尽时,患者可以接受门诊手术来更换胸壁前植入物。

并发症及处理

关于DBS并发症,有一些大规模的回顾性研究。根据2005年美国神经病学学会(American Academy of Neurology,AAN)的特发性震颤治疗实践参数,因特发性震颤而接受DBS治疗的患者有18%(37例)出现过手术不良反应,其中76%(28例)出现过导线移位或设备故障等硬件相关的问题[11]。2006年,AAN发表了一份帕金森病治疗的实践参数,该参数对接受DBS治疗的患者进行了多方面的研究。虽然针对的是不同疾病,但该综述明确了一些与接受DBS治疗特发性震颤的患者有关的并发症。术后1个月内手术并发症发生率依次为:感染(5.6%)、出血(3.1%)、思维混乱/定向力障碍(2.8%)、癫痫(1.1%)、肺栓塞(0.6%)、脑脊液漏(0.6%)、周围神经损伤(0.6%)和脑梗死(0.3%)。该综述显示,5%的患者因导线相关问题(折断、移位或故障)需要更换电极;4.4%的患者(由于皮肤侵袭或折断)必须更换延长线;4.2%的患者(由于故障)必须更换IPG[12]。

如上所述,感染和出血是文献报道中最常见的两种并发症。在两项含超过1000例患者的大型研究中,5.7%的患者在术后3个月内发生了感染[13,14]。金黄色葡萄球菌感染最常见(36%),发病更早,可形成脓液且发展更具侵袭性。感染的设备需要暂时甚至永久取出。DBS感染的标准治疗是静脉滴注数周广谱抗生素。

一项针对214例患者病例,以及对立体定向手术文献的系统回顾研究,分析了出血的危险因素[15]。据文献报道,无MER仅靠影像引导下植入DBS的患者有0.5%出现症状性出血,但无永久性缺陷,而在术中清醒地接受MER的患者出现症状性出血为2.1%、永久性缺陷或死亡为1.1%。出血的风险因素中需要特别注意的是应用MER、MER穿刺次数,以及穿刺路径对脑沟或脑室的影响。

其他VIM特有的并发症包括构音障碍、言语不利、感觉障碍、共济失调/平衡障碍和肌张力障碍,这些都与电极刺激有关,可通过调节刺激参数来解决[16-18]。语言障碍是VIM-DBS最常见的并发症。在一项关于语言障碍的荟萃分析中,19.4%的患者出现语言障碍,这在接受左侧或双侧植入电极的患者中更常见[19]。如果电极的位置过于偏内(刺激到丘脑与面部有关的区域)或过于偏外(由于刺激范围累及内囊),则可能发生构音障碍。考虑到DBS电极典型的外侧-内侧方向针道,如果构音障碍是由于电极太靠近内侧,可使用更高的刺激触点,同时将刺激向外侧移动,来减轻这种并发症。同样,如构音障碍是由于电极放在太靠近外侧,可用较低的刺激位点,同时将刺激向内侧移动来减少并发症。

感觉异常可能是由于电极太靠后,导致刺激扩散到Vc核或丘系纤维造成的。考虑到典型的前后方向针道,使用更高的刺激触点同时将刺激向前移动来避免这种并发症。

在VIM-DBS的患者中,3%~7.5%的患者存在共济失调。双侧VIM-DBS比单侧更容易发生共济失调[8]。文献中有些证据表明,将刺激频率降低至最低有效水平以实现震颤控制有可能减少平衡障碍[20]。在VIM-DBS的患者中,共济失调可能是由于电极放置太靠中下方,从而刺激小脑上脚所致。在此情况下,使用更高的电极触点可能会减轻该并发症。

病例总结:并发症要点

1. 感染是DBS最常见的并发症。发生率约为5%,需要移除装置和较长周期地使用抗生素。
2. DBS术后出血与使用MER、MER穿刺的次数,以及针道对脑沟或脑室的影响有关。
3. 语言障碍是VIM-DBS最常见的与刺激相关的并发症,当激活的组织位于偏内侧(累及丘脑与面部有关的区域)或偏外侧(累及内囊)时发生。
4. 如果刺激偏后,可累及丘脑的Vc核,出现感觉异常。

证据与结果

许多研究已证实,VIM-DBS治疗特发性震颤至少能够短期内有效地减少震颤[21-24];然而,文献中关于VIM刺激对控制震颤的长期疗效存在争议。许多研究表明,DBS术后几年震颤明显减轻[23-25],但其他研究表明,震颤随着DBS术后时间推移而逐渐加重。在一项对91例接受单侧VIM-DBS患者的研究中,术后第1年,55%的患者震颤评分(TRS)得到改善,但在第4年和第9年下降到44%和31%[22]。同样,在一项对45例患者的回顾性研究中,73%的患者在平均56个月(12~152个月)的随访中受益逐渐减少[26]。

除了减少震颤外,VIM-DBS还获得其他长期益处,如提高患者日常生活能力,改善患者整体情绪，减少震颤所致的耻辱感。据报道，术后1年震颤评分及日常生活能力改善73%，术后4年改善52.25%，9年改善36.9%[22]。一般来说，患者的长期满意度与震颤控制程度相对应。

总之，虽然目前仍需要更多的研究来评估VIM-DBS治疗特发性震颤的长期疗效，但有足够的数据表明，该手术初期显著缓解震颤。除了减轻震颤，VIM-DBS已被证实可以提高患者日常生活能力和改善情绪问题，减少患者的社交耻辱感。术后并发症少见，多数并发症是感染。外科技术的最新进展（麻醉状态下DBS）可以降低颅内出血的风险[15]。单侧VIM-DBS似乎比双侧VIM刺激更有利，因双侧VIM刺激增加了构音障碍和共济失调的风险。新兴的特发性震颤的治疗方法，如HIFU，在未来几年可能发挥更大的作用，但与VIM-DBS一样，需纵向研究来评估长期疗效。

（李潇啸 王安妮 译　王乔 孟凡刚 校）

参考文献与延伸阅读

1. Witjas, T., et al., A prospective single-blind study of gamma knife thalamotomy for tremor *Neurology*, 2015. 85(18): p. 1562-1568.

2. Kooshkabadi, A., et al., Gamma knife thalamotomy for tremor in the magnetic resonance imaging era. *J Neurosurg*, 2013. 118(4): p. 713-718.

3. FDA approval letter for HIFU. July 11,2016. Available from https://www.accessdata.fda.gov/scripts/cdrh/cfdocs/cfPMA/pma.cfm?id=P960009

4. FDA approval: DBS for essential tremor.

5. Chen, T., et al., "Asleep" deep brain stimulation for essential tremor. *J Neurosurg*, 2016. 124(6): p. 1842-1849.

6. Elias, W.J., et al., A pilot study of focused ultrasound thalamotomy for essential tremor. *N Engl J Med*, 2013. 369(7): p. 640-648.

7. Guiot, G., et al., [Neurophysiologic control procedures for sterotaxic thalamotomy] *Neurochirurgie*, 1968. 14(4): p. 553-566.

8. Deuschl, G., et al., Deep brain stimulation: postoperative issues. *Mov Disord*, 2006. 21(Suppl 14): p. S219-S237.

9. Groiss, S.J., et al., Deep brain stimulation in Parkinson's disease. *Ther Adv Neurol Disord*, 2009. 2(6): p.20-28.

10. Almeida, L., et al., Deep brain stimulation battery longevity: comparison of monopolar versus bipolar stimulation modes. *Mov Disord Clin Pract*, 2016. 3(4): p.359-366.

11. Zesiewicz, T.A., et al., Practice parameter: therapies for essential tremor: report of the Quality Standards Subcommittee of the American Academy of Neurology. *Neurology*, 2005. 64(12): p. 2008-2020.

12. Pahwa, R., et al., Practice parameter: treatment of Parkinson disease with motor fluctuations

and dyskinesia (an evidence-based review): report of the Quality Standards Subcommittee of the American Academy of Neurology. *Neurology*, 2006. 66(7): p.983-995.

13. Tolleson, C., et al., The factors involved in deep brain stimulation infection: a large case series. *Stereotact Funct Neurosurg*, 2014. 92(4): p. 227-233.

14. Bjerknes, S., et al., Surgical site infections after deep brain stimulation surgery: frequency, characteristics and management in a 10-year period. *PLoS One*, 2014. 9(8): p. e105288.

15. Zrinzo, L., et al., Reducing hemorrhagic complications in functional neurosurgery: a large case series and systematic literature review. *J Neurosurg*, 2012. 116(1): p. 84-94.

16. Guzzi, G., et al., Critical reappraisal of DBS targeting for movement disorders. *J Neurosurg Sci*, 2016.60(2): p.181-188.

17. Limousin, P., et al., Multicentre European study of thalamic stimulation in Parkinsonian and essential tremor. *J Neurol Neurosurg Psychiatry*, 1999. 66(3): p. 289-296.

18. Schuurman, P.R., et al., A comparison of continuous thalamic stimulation and thalamotomy for suppression of severe tremor. *N Engl J Med*, 2000. 342(7): p. 461-468.

19. Alomar, S., et al., Speech and language adverse effects after thalamotomy and deep brain stimulation in patients with movement disorders: a meta-analysis. *Mov Disord*, 2017. 32(1): p.53-63.

20. Ramirez-Zamora, A., H. Boggs, and J.G. Pilitsis, Reduction in DBS frequency improves balance difficulties after thalamic DBS for essential tremor. *J Neurol Sci*, 2016. 367: p. 122-127.

21. Blomstedt, P., et al., Thalamic deep brain stimulation in the treatment of essential tremor: a long-term follow-up. *Br J Neurosurg*, 2007. 21(5): p. 504-509.

22. Nazzaro, J.M., R. Pahwa, and K.E. Lyons, Long-term benefits in quality of life after unilateral thalamic deep brain stimulation for essential tremor. *J Neurosurg*, 2012. 117(1): p. 156-161.

23. Pahwa, R., et al., Long-term evaluation of deep brain stimulation of the thalamus. *J Neurosurg*, 2006.104(4): p. 506-512.

24. Rehncrona, S., et al., Long-term efficacy of thalamic deep brain stimulation for tremor: double-blind assessments. *Mov Disord*, 2003. 18(2): p.163-170.

25. Sydow, O., et al., Multicentre European study of thalamic stimulation in essential tremor: a six year follow up. *J Neurol Neurosurg Psychiatry*, 2003. 74(10): p. 1387-1391.

26. Shih, L.C., et al., Loss of benefit in VIM thalamic deep brain stimulation (DBS) for essential tremor (ET): how prevalent is it? *Parkinsonism Relat Disord*, 2013. 19(7): p. 676-679.

第2章 显性特发性震颤

Ashwin Viswanathan

病例介绍

患者,男,78岁,是一位退伍老兵,因震颤入院接受手术治疗。他在静息状态下没有震颤,但当他抬起手做动作时出现震颤,在吃饭、写字、绘画时震颤越发明显。患者是位生活在得克萨斯州偏远城镇的寡居老人,右利手,双上肢均有震颤。因日常前往医疗中心交通不变,他有意通过手术来提高自己日常自理、绘画和表演活动的能力,进而提高生活质量。因此,患者寻求关于手术治疗的建议。

问题

1. 如何区别特发性震颤与帕金森性震颤?

2. 有哪些手术方式可以改善震颤?

3. 哪些干预措施能使该患者直接获益?

评估与治疗计划

患者表现为非静止性震颤,偶尔伴有运动性震颤和姿势性震颤。这是特发性震颤的特征,与帕金森病相关的静止性震颤明显不同,患者也没有身体僵直或运动迟缓,这进一步支持特发性震颤的诊断。

特发性震颤的外科治疗方式包括脑深部电刺激(DBS)、丘脑射频毁损术(RFT)、激光消融术(LITT)、放射外科和高强度聚焦超声治疗。DBS已经成为特发性震颤最常见的治疗方法。DBS是治疗特发性震颤的一种非损伤性的方法,可以选择双侧手术来治疗双侧震颤。靶点常选用丘脑腹侧中间核(VIM)。相反,由于双侧丘脑毁损术后并发症发生率较高,因此,通常进行单侧丘脑毁损术。

丘脑毁损术的方法很多。射频丘脑毁损术是一种成熟的技术,现已有丰富的临床实践经验。手术时间短,患者可即时获益。最近,很多报道提出使用LITT进行丘脑毁损。该技术也可以使患者即时获益,优势在于利用磁共振测温技术对毁损处进行近乎实时的监测。由于手术是在患者全身麻醉的情况下进行的,因此,在LITT丘脑损毁术期间基本不可能检测患者的手术相关并发症。

放疗丘脑毁损术是另一种有丰富临床实践经验的成熟技术。优点包括正进行抗凝治疗的患者无须停止抗凝治疗,即可进行操作。然而,其治疗效果具有延迟性,临床疗效在术后6个月到1年显现。

近期,聚焦超声已经成为另一种丘脑毁损的技术。聚焦超声的优点是患者即时获益,能够近乎实时地监测毁损过程。但缺点是目前手术成本非常高。

问题

1. 放疗丘脑毁损术的缺点是什么?

2. 在特发性震颤的治疗中,DBS的主要优势是什么?

3. 列举丘脑毁损术的4种技术。

病例总结:诊断要点

1. 对于想改善自身双侧性震颤的患者,VIM-DBS比VIM毁损术更有效、更安全。

2. 放疗丘脑毁损术和聚焦超声技术给不能停止抗凝治疗的患者提供了选择。

3. 对于静止性震颤、肌僵直或运动迟缓的患者,应怀疑是帕金森病,并需要进一步的临床检查。

决策

DBS以及丘脑毁损术都适合此患者。考虑患者存在双侧震颤,DBS可以最大限度地改善患者症状。但是,当在告知患者需每个月来医院进行调控,以及将来可能需要手术更换脉冲发生器后,患者表示愿意接受不需要长期随访的一次性治疗方案。

向患者介绍丘脑毁损术的各种治疗方案,并重点介绍了两种最常见的丘脑毁损技术:射频和放疗。由于射频丘脑毁损术能使患者即时获益,且手术过程中可实时监测并发症发生,患者选择了射频丘脑毁损术。

问题

1. 射频丘脑毁损术的相关并发症发生率是多少?

2. 放疗丘脑毁损术后,患者症状无改善的百分比是多少?

3. 在LITT和高强度聚焦超声丘脑毁损术当中,如何监测术中毁损过程?

手术步骤

术前患者须停用抗凝药,并且经实验室检测证实凝血功能正常。术前的MRI可以辅助定位目标靶点(VIM)。对于不能进行MRI检查的患者,术前CT进行2mm薄层扫描,可以通过识别前后联合,以间接定位靶点。

立体定向框架是进行丘脑射频毁损最常用的方法。当患者进入手术室后,麻醉时应避免使用苯二氮䓬类药物,以免影响术中对震颤的评估。安装立体定向框架时,局部麻醉通常联合异丙酚和阿片类药物(少量静脉注射)使用。

CT指示盒安装在立体定向头架上,进行立体定向CT扫描。通过立体定向计划软件将图像与术前MRI(或术前CT)融合。在术前影像上选择前连合(AC)、后连合(PC)、中线平面,进而确定手术靶点。

丘脑毁损术的靶点与标准的VIM-DBS手术靶点相似,位于AC-PC平面的水平上。选择第三脑室壁外侧10~11mm处来控制患者对应侧的症状。靶点位置修正为后连合前方AC-PC连线上21%至25%之间。

丘脑毁损术的目的是在上下平面形成6mm的毁损范围。为了实现这一点,可以使用2mm暴露尖端的射频电极;暴露尖端的直径1.2mm射频尖端探头符合DBS的标准套管使用条件。图2.1示射频丘脑毁损术的术中设置和设备。

为患者备皮,并铺好垫巾,准备好术中成像仪,如荧光镜或术中CT。患者震颤的一侧、丘脑损毁术计划毁损侧要经过三方核对,与坐标保持一致,确保准确。选择鼻根后12cm、中线外侧3cm处,作为手术标准穿刺点。穿刺点应偏外侧,以免穿刺轨迹途经脑室。手术开始时,需通过麻花钻入口或钻孔进入。本病例选择颅骨钻孔,以便看到皮层入口点,并确保术中必要时可以移动射频电极。

射频电极放置在目标靶点上后,再进行术中测试。术前记录患者震颤的幅度和特征是必须的,以便识别植入射频探针后的毁损效果。高频刺激使用50Hz,以确保感觉阈值>0.5V。低频刺激为2Hz,确保运动阈值>1V。如果患者达不到这一标准,电极要么偏前(感觉),要么偏内(运动),则需要重新定位并再次测试。术中影像学检查有助于确定是否存在立体定向误差。

最后,使用180Hz的刺激确保震颤抑制在低水平(0.1~0.5V)。一旦确认好目标靶点,在上下2mm的三个部位使用70°C热凝60秒,形成3个毁损。拔出射频探头后,在颅骨钻孔处安装一个微型保护板。

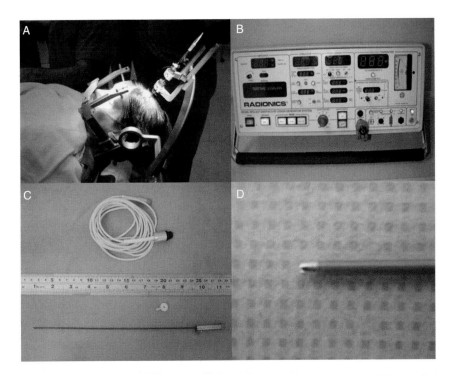

图2.1　(A)射频丘脑毁损术的手术设备可以非常简单。最小区域备皮就足以进行手术。(B)通常使用Radionics射频发生器开展这一手术,这一发生器由Cosman Medical公司改进,现在由Boston Scientific公司生产。(C)选择直径1.2mm射频探头与2mm射频暴露尖端以安全地开展射频丘脑毁损术和苍白球毁损术。(D)射频电极尖端的放大图。(Image courtesy of Kim Burchiel.)

病例总结：治疗要点

1. 双侧丘脑毁损术是一种高风险的干预措施，应尽量避免选择该方法。

2. 在毁损之前，使用术中影像学检查（如 CT）能确认射频电极的位置，可以最大限度降低手术风险。

3. 必须选择清醒的、合作性强的患者进行射频丘脑毁损术，以便术中测试。目的是尽量减少并发症。

要点

1. 术中在 <1V 的幅度下出现内囊副作用，需要将射频电极向内侧移动。术中 CT 扫描可以引导电极的重新定位。

2. 如患者以治疗单侧手臂震颤为主，应该选择 DBS，而不是对侧丘脑毁损术。

3. 如治疗后的手臂震颤复发，可以使用相同的手术技术进行丘脑毁损术，但要将热凝温度升高至 72°C。

护理

丘脑毁损术后，患者应住院观察，然后进行系统的神经检查，以评估是否存在神经损伤和感觉障碍。如无异常，患者就可以活动，无须卧床休息。术后复查 CT，评估是否有颅内出血。术后 3 个月复查颅脑 MRI 以对比毁损效果。

并发症及处理

丘脑射频毁损术的并发症包括对侧肢体无力（10%~15%）和构音障碍（5%）。但是，多数关于丘脑射频毁损术后并发症的报道，是在术中三维成像技术出现之前。

放射外科丘脑毁损术是一种安全的方法，并发症与放射剂量有关。术后并发症包括永久性损毁症状（15%~20%）、运动障碍（5%）和言语障碍（3%）。

聚焦超声是一种较新的丘脑毁损的技术。但是，可能有 30%~40% 步态异常的风险，并在术后 1 年减少到 10%~15%。

> ## 病例总结：并发症要点
>
> 1. 使用脊髓穿刺针进行穿刺的过程中，术中多次行CT扫描有助于防止穿刺针插入脊髓的事件发生。
> 2. 术中刺激过程中，通常使运动阈值达到1V，从而有效地避免肢体无力的发生。
> 3. 建议行两处毁损以避免伤及脊髓丘脑束。

证据与结果

射频丘脑毁损术是治疗特发性震颤的有效方法。60%~80%的患者将获得很好的疗效，术后震颤消失或震颤明显减轻。震颤再次出现后，以72℃的热凝温度再次行射频丘脑毁损术同样有效。

放射外科同样是治疗震颤的有效策略之一。一项大型回顾性研究表明，当使用140Gy的中等剂量时，60%的患者震颤停止或几乎看不到震颤（Niranjan等，2017年）。所有这些获得震颤改善的患者中，96%的患者在较长时间内保持了这种效果。

聚焦超声丘脑毁损术的临床经验在不断增加。在一项随机双盲试验中，接受丘脑毁损术患者的震颤评分下降了40%，而接受假手术患者的震颤评分则仅改善了0.1%（Elias等，2016年）。

（李潇啸　王安妮 译　王乔　孟凡刚 校）

参考文献与延伸阅读

1. Akbostanci MC, Slavin KV, Burchiel KJ. Stereotactic ventral intermedial thalamotomy for the treatment of essential tremor: results of a series of 37 patients. *Stereotact Funct Neurosurg*. 1999;72(2-4): 174-177.

2. Elias WJ, Lipsman N, Ondo WG, Ghanouni P, Kim YG, Lee W, Schwartz M, Hynynen K, Lozano AM, Shah BB, Huss D, Dallapiazza RF, Gwinn R., Witt J, Ro S, Eisenberg HM, Fishman PS, Gandhi D, Halpern CH, Chuang R, Butts Pauly K, Tierney TS, Hayes MT, Cosgrove GR, Yamaguchi T, Abe K, Taira T, Chang JW. A randomized trial of focused ultrasound thalamotomy for essential tremor. *N Engl J Med*. 2016 Aug 25;375(8):730-739.

3. Harris M, Steele J, Williams R, Pinkston J, Zweig R., Wilden JA. MRI-guided laser interstitial thermal thalamotomy for medically intractable tremor disorders. *Mov Disord*. 2019 Jan;34(1): 124-129.

4. Kooshkabadi A, Lunsford LD, Tonetti D, Flickinger JC, Kondziolka D. Gamma knife thalamot-

omy for tremor in the magnetic resonance imaging era. *J Neurosurg.* 2013 Apr;118(4):713-718.

5. Niranjan A, Raju SS, Kooshkabadi A, Monaco E 3rd, Flickinger JC, Lunsford LD. Stereotactic radiosurgery for essential tremor: retrospective analysis of a 19-year experience. *Mov Disord.* 2017 May;32(5): 769-777.

6. Ohye C, Higuchi Y, Shibazaki T, Hashimoto T, Koyama T, Hirai T, Matsuda S, Serizawa T, Hori T, Hayashi M, Ochiai T, Samura H, Yamashiro K. Gamma knife thalamotomy for Parkinson disease and essential tremor: a prospective multicenter study. *Neurosurgery.* 2012 Mar; 70(3): 526-535; discussion 535-536.

第3章 非震颤为主型帕金森病

Thomas Ostergard, Jonathan P. Miller

病例介绍

患者,女,44岁,运动障碍病史6年。起初以左手轻度的静止性震颤为主,然后逐渐累及右手。随着时间的延长,开始出现行动迟缓和冻结动作,以上肢为著。患者一开始服用罗匹尼罗治疗,但症状没有得到有效改善;服用左旋多巴后,症状得到明显且持续的缓解。但需不断增加左旋多巴的剂量来缓解症状,因为每次左旋多巴起作用后不久,动作迟缓的症状就会复发且加重。患者目前还同时服用金刚烷胺和雷沙吉兰。

患者未服药时最明显的症状是运动迟缓,这导致她难以打字、书写以及烹饪。其次严重影响患者日常生活质量的是药物相关的并发症,比如运动障碍及异动症。患者虽然没有出现跌倒的症状,且没有自主神经功能障碍,但是确诊合并不宁腿综合征。患者服药后查体结果为中度运动障碍,步态迟缓,身体呈弯腰姿势,震颤症状不明显,无共济失调等神经系统阳性体征。另外,无小脑体征,患者也否认有任何延髓相关症状或呼吸症状。

问题

1. 可能的诊断是什么?

2. 什么情况下可以出现这些症状?

3. 下一步的治疗是什么?

评估与治疗计划

该患者接受了双倍剂量钆的MRI检查,以排除其他疾病,同时协助制订术前计划;最终影像学检查未见异常。同时她还接受了左旋多巴冲击试验,以评估她对该药物的反应性。使用统一帕金森病评分表第Ⅲ部分(UPDRS-Ⅲ)进行评估,未使用药物时的评分为31分,经药物治疗后评分可改善至12.5分。患者的神经精神相关测试显示其部分大脑皮层处理效率低下,符合帕金森病(PD)的诊断,其他方面没有异常。该患者表现出明显的异动症,表现为包括左旋多巴反应性非震颤症状和治疗副作用。经过多学科团队联合讨论,认为患者适合进行脑深部电刺激、丘脑底核(STN)治疗。

帕金森病主要运动症状是震颤(4~6Hz)、运动迟缓和肌强直。其他常见的运动障碍方面表现包括姿势平衡障碍和冻结步态。震颤通常是临床上最明显的症状,表现为静止性震颤,可随着活动得到改善,因此,通常不像帕金森病的其他症状那样具有功能上的局限性。运动迟缓是一种常见的、影响功能最严重的临床症状。其他常见的非震颤症状包括声音低弱、写字过小征、共济失调、睡眠障碍以及各种情绪问题(通常是抑郁)和认知障碍等。

帕金森病大致可分为震颤型PD和姿势不稳及步态困难(PIGD)型PD。以震颤为主的PD患者似乎进展较慢,但平均发病年龄较低,对左旋多巴的反应较差。PIGD亚型的患者表现为快速进展的认知能力下降,且痴呆率更高。基于这一发现,对PIGD亚型的患者而言,术前检查时详细的神经精神病学评估尤为重要,因为这对评判治疗的候选资格和靶点选择具有重要意义。

虽然多学科团队的成员之间通常在诊断PD时达成共识,但神经外科医生必须对患者是否真正确诊为PD持有怀疑态度。研究表明,只有75%~95%的PD病例是诊断正确的,特别是在考虑以非震颤症状为主的患者时,这一点非常重要。PD常需要与多系统萎缩(MSA)、进行性核上麻痹(PSP)、弥漫性路易体病、皮质基底节变性、血管性帕金森病、正常压力性脑积水和药物相关性帕金森综合征相鉴别。这些疾病的大多数都有典型的临床特征和影像学表现,可以清楚地将其与帕金森病区分开来。鉴别特发性帕金森病与PSP或MSA常常比较困难,因为这3种疾病的非典型症状重叠率很高。因此,本章仅简要介绍其常见的症状和明显的差异,以协助临床诊断。

PSP是最常见的神经退行性疾病之一,其症状类似特发性帕金森病。患者在疾病早期便可出现共济失调,常伴有跌倒。而帕金森病在疾病的晚期才出现共济失调。PSP患者也经常有更明显的认知问题,包括认知迟缓、人格改变和社交退缩。

多系统萎缩(MSA)按照临床症状,可分为3个亚型。纹状体退行性变为主的亚型,其主要表现为锥体外系症状,因此最容易与PD混淆。与PD相比,MSA的震颤通常在发病初期是对称的,且对左旋多巴治疗的反应性较差。其他鉴别点包括MSA存在多个自主神经症状、早发性共济失调和明显的肌张力障碍。

药物相关性帕金森综合征的鉴别同样很重要。可导致帕金森综合征的常见药物包括多巴胺释放抑制剂,如典型和非典型的抗精神病药物、消耗多巴胺储备的药物(利血平)和多巴胺拮抗剂(锂、三环类抗抑郁药)。

由于转诊模式的限制,神经外科医生不常遇到这类患者。运动障碍学会制订的一套诊断标准有助于减少由此导致的漏诊。只要存在"警示征象",就应该对PD的诊断提出质疑。其中最常见的警示征象是快速进展的肢体活动障碍、早期延髓功能障碍、吸气性呼吸功能障碍、早期严重自主神经功能障碍(发病后5年内)和双侧对称性症状。

患者的临床表现及影像学检查完善后,在经过多学科团队讨论后,进一步明确PD的诊断。然后,向患者告知DBS植入的风险和益处。术前讨论潜在益处时,应向患者强调只有多巴胺反应性症状(非震颤)会得到改善。为了避免患者有过高的期望值,还应该告知患者其症状改善的效果可能并不十分显著。

如果尚未这样做,则应由运动障碍神经科医生评估DBS植入的候选对象,再次确认临床诊断,并确保虽已尝试所有药物治疗但仍无效。在确诊PD后,神经外科医生应评估患者的整体健康状况,以便更好地评估手术的潜在风险和获益。然后由神经心理学专家对患者进一步评估,以排除精神疾病或痴呆症的存在。这些情况在多学科会诊时进行总结和讨论,明确手术人选。然后对患者进行MRI检查以协助进行术前计划,并排除其他原因引起的PD。

病例总结:诊断要点

1. 对于以非震颤症状为主的患者,多学科评估是确定适合手术的患者的关键。

2. PD的非震颤表现包括运动迟缓、肌强直、声音低弱、写字过小征、步态不稳、共济失调、睡眠呼吸暂停和睡眠障碍、情绪问题(抑郁、焦虑、冷漠)和认知改变(记忆障碍、痴呆)。

3. 区分药物副作用和病情本身症状很重要。选择STN或苍白球内侧部(GPi)作为刺激靶点可以显著改善相关症状。

4. 如果是非震颤为主的患者,PD的鉴别很重要。大多数非典型的PD患者在接受DBS后症状几乎没有改善。

决策

PD的刺激靶点的选择是有争议的,但是相关文献报道也越来越多。有5项大型随机对照试验(RCT),其中有多篇是关于其结果的报道,以及一项荟萃分析。所有5个RCT在总体运动功能改善方面没有差异。另外,一些次级结果确实有助于指导刺激靶点的选择。

靶向STN对运动迟缓有显著改善。由于刺激所需能量较低,减少了电极更换的频率,这也大幅降低了治疗费用[4]。该靶点可以大大降低对左旋多巴的需求量[1,2]。以STN为靶点来治疗轴性症状(如姿势不稳和步态冻结)的效果较差。STN-DBS改善步态主要归因于对运动迟缓的改善,即对步幅和速度的改善。STN-DBS认知功能减退的改善率也比较高。

问题

1. 哪个靶点(STN与GPi)更有可能降低对左旋多巴的需求量?

2. 哪个靶点是改善认知障碍明显的PD患者的首选靶点?

3. 哪个靶点(STN与GPi)将获得更好的整体运动效果?

GPi刺激是直接针对运动障碍,可能在改善运动障碍方面更有效[1]。一般认为,STN刺激对运动障碍的改善是通过显著降低对左旋多巴的需求而实现的[5]。刺激GPi对于左旋多巴反应性的步态和平衡的改善也有更好的效果。

手术步骤

DBS电极外科植入技术差别很大,对于最有效的植入方式尚未形成共识。传统的电极植入是使用立体定位框架,最小的镇静剂量和微电极记录(MER);不过,在全身麻醉下,使用无框架立体定向技术和术中影像学检查来植入电极,也取得了良好的效果。下面是关于框架系统使用的描述。

框架式立体定位:将患者置于立体定向框架内,框架底部与外眦和耳屏之间的连线平行对齐,大致接近前联合和后联合连线所在的平面。患者头部位置于框架中间位置,且与框架边缘之间不得有任何接触。根据所使用的框架系统,使用不同方法(绑带、外耳道棒等)来稳定框架。

良好的骨钉放置对于避免损伤和实现理想的定位尤为重要。当安装额钉时,要避开的关键结构是额窦、眶上神经和面神经的额支(也称颞支)。后钉的安装通过硬脑膜静脉窦和乳突气房来引导定位。骨钉应定位在将目标位置的射线散射最小化的区域。需要记住的是,通过骨传播的声音要更大,因此,对患者而言与框架的任何金属接触(尤其是螺丝起子)造成的声音都会更大。与框架放置相关的焦虑症常会使运动障碍症状加重,有时需要对患者轻度镇静才能进行框架安装。

骨钉应以足够的扭矩力被拧紧,固定在颅骨表面,保持稳定,但也不要太紧,以免损伤框架和颅骨。如果患者在放置框架后,离开手术室进行影像学检查,则必须有专业的外科团队成员(熟练掌握操作)陪同患者,必要时使用工具以移除框架。如果在转运途中出现问题,特别是呼吸道的问题,则需紧急卸下框架。如能术中成像,则可以在手术室中进行框架安装。

立体成像必须包括颅顶的皮肤和框架的前部、后部和上部。然后将该图像与术前MRI图像进行配准和融合,并对靶点进行定位(图3.1)。首先,必须选定电极入颅点,才能确定穿刺针道。入颅点应该在皮质脑回的顶端,以避开在脑沟中走行的静脉结构。重要的是要避开流入上矢状窦的旁静脉。在每个轴层上对针道进行全面评估,以确认计划的针道没有穿过任何血管结构。如果可以,应尽量避开侧脑室,以减少室管膜血管出血的机会,并减少脑脊液的损失(脑脊液丢失可能影响靶向定位)。

制订完计划后让患者呈仰卧位,并行轻度镇静,以尽量减少初始手术时的焦虑。直立位可使空气进入,且可能使颅内物移动,因此采用仰卧位可能优于坐位。建议麻

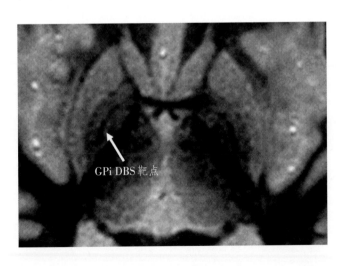

图3.1 轴向反转恢复加权MRI序列显示苍白球外侧部与苍白球内侧部的界限。标记了将苍白球内侧部后腹侧区域作为DBS靶点。

醉医师在切开患者头皮之前使用抗生素,且需要限制血压峰值。血压峰值过高可能会增加电极放置期间出血的风险。监护仪和静脉输液管应优先放置在症状较轻的上肢,避免较严重的一侧的测试受到阻碍。将框架设置为第一针道,并使用钝头探针穿过变径管定位切口中心。首要目标应该是患者最严重症状的对侧。如果在放置第二个电极前终止程序,患者最严重的症状仍可得到治疗。因脑脊液在术中不断流失,第一针道会较少受到脑移位的影响,可以更精确地定位。钻孔后依次打开硬脑膜、蛛网膜和软脑膜。

电极通过 MER 或立体定位引导植入。如果使用 MER,则可以在刺激过程中对患者的症状进行测试,以评估其症状改善情况和副作用。使用 MER 时,结合解剖学和刺激过程中患者的症状,外科医生就知道电极的放置位置以及需要进行哪些调整(详见图3.2)。电极到位后,术中测试就可评估疗效(尤其是肌强直)和靶外刺激的副作用。有关针道变化的讨论,请参见要点。尽管有争议,但使用先进的术中影像技术有助于避免清醒状态标定和测试(图3.3)。

电极通过固定装置或缝合线固定的减压环固定到位。如果使用固定装置,则固定头骨的平面必须能容纳该装置,且应将该装置上皮肤被腐蚀的风险降到最低。电极表面由橡胶保护,并从下外侧穿过同侧预计植入脉冲发生器的位置。脉冲发生器的植入可以在之后立即进行,也可以延迟进行。

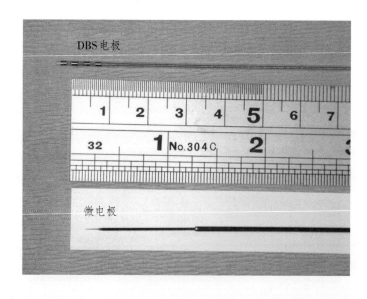

图3.2 微电极是高阻抗电极,可以记录单个神经元的活动。微电极的尖端直径以微米为单位测量,而 DBS 电极的直径通常为1.27mm。

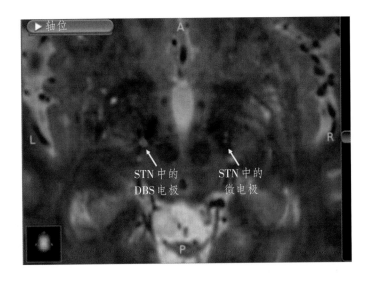

图 3.3　术中 CT 与术前的 MRI（轴位）相融合，显示 DBS 电极位于左侧 STN，3 个微电极位于右侧 STN。

病例总结：治疗要点

1. 高质量的一级证据表明 DBS 治疗效果远优于最大剂量的药物治疗。
2. 通常仅在多巴胺反应性症状中才能看到明显的改善。
3. STN 是运动迟缓患者的理想靶点；GPi 适用于患有严重运动障碍或共济失调或认知问题的患者。

病例总结：要点

1. 刺激引起的副作用可以提示外科医生电极的相对位置。当靶点为 STN 时，如果患者出现斜视、构音障碍或肌肉收缩，则说明电极刺激了皮质脊髓束，此时电极位于靶点的前外侧。感觉异常是因刺激了内侧丘系，表明电极位于靶点的后方。复视（与共轭偏视相反）是前内侧放置的电极刺激动眼神经所致。
2. 靶点为 GPi 时，出现皮质脊髓束刺激症状说明电极位于靶点的内侧。出现闪光感是前方/深部（腹侧）至靶点的视束受到电极刺激所致。

护理

电极植入后患者继续服用治疗运动障碍的药物。术后采用CT评估有无症状出血。这项研究提供了另外两个重要的数据点。术前MRI可以重新校准以确认电极放置的准确性。此反馈对于外科医生评估电极植入的准确性很重要。此外,如果以延迟方式植入IPG,则可以使用术后CT上的定位片来估计电极尖端的位置,这样可以最大限度地减小切口的尺寸以及降低电极损坏概率。

如果没有术中并发症或术后出血的迹象,监护观察一晚后第二天即可出院。对于电极周围出血的患者,应持续在严格的血压控制下进行监测。IPG通常在手术几周内分阶段植入,但也可以在电极植入过程中植入。手术数周后,患者在门诊进行程控随访,此时植入物的微损伤效应应减弱。

并发症及处理

DBS术后最严重的并发症是电极相关脑出血。大量研究表明,每根电极的电极相关出血的发生率约为1.5%[6]。由于大多数患者都接受了双侧植入术,因此每例患者的出血率为3%。约有0.5%的病例因电极相关性出血而造成永久性缺陷[6]。老年患者或有高血压病史的患者风险可能更高。鉴于目前关于术中MER使用的争议,应知晓,进行MER的出血风险较高[6,7]。

在DBS手术的清醒期间,通常通过新的临床症状来诊断与电极相关的出血。当MER信号慢慢减弱时,应考虑电极可能进入血肿内部。如果术中行透视检查,可以通过X线复查,以确定扩大的血肿是否引起电极移位。在全身麻醉手术中,唯一的表现往往是不明原因的高血压。

一旦确定出现电极相关的出血,应停止程控。电极留在原处,有助于填塞。在恢复之后,将来也有可能使用此电极。移除框架,并立即对患者进行CT检查。考虑到血肿有可能迅速扩张并导致气道失控,麻醉团队成员应陪伴患者直至确定出血程度。

其余的处理方法主要是参照自发性脑出血的治疗方案。应严格控制血压,以减少血肿扩张的风险。脑出血的外科治疗存在争议;然而,一些数据表明,想要清除血肿,早期清除比晚期清除好。如果进行血肿清除,微创或内镜手术可能是比较好的方法。当评估是否需要清除血肿或行半开颅术时,应记住,血肿周围72小时内会出现明显水肿。

手术部位感染发生率约为5%[8],但几乎累及的总是IPG植入切口,很少在颅骨切口发生。处理这种并发症需要移除引发感染的硬件并用适当的抗生素进行治疗。对于这些患者，在植入新的IPG之前，感染治愈的过程中将有一段时间没有电刺激。应进行试验以评估无刺激情况下患者症状的严重程度。如果患者体弱，可考虑使用颅内电极进行射频毁损。

当血流动力学或血氧饱和度有不明原因的显著变化时，应考虑空气栓塞的可能。当使用常规监测时，半坐位时无症状空气栓塞的发生率约为20%。然而，据报道，有症状性空气栓塞仅发生在大约1%的DBS病例中[9]。

部分患者在植入术后逐渐出现迟发性的呼吸困难；检查发现这些患者的电极周围有明显水肿。这种情况的病理生理学原因尚不清楚。除非有其他感染的迹象，一般无须对病因进行广泛的调查。如前所述，DBS引起的颅内感染是极为罕见的。大多数外科医生使用类固醇，且病例报道说明口服类固醇反应良好。这种情况通常在植入后以亚急性方式出现，并在不同的时间范围内消失。这种情况很少见，应注意，要防止不必要的硬件移除。

治疗的临床效果不良时，应重新评估患者及手术的靶点选择、电极放置、程控参数或硬件故障。通过再次成像并与术前成像比对，可以确定电极的位置。硬件和程序设计问题应该询问设备客服。应重新评估患者以确定PD的临床诊断。如果电极没有被准确地植入，那么，即使是最小限度地调整电极也会有效。

如果电极放置正确且功能正常，那么手术能提供临床收益，因此不应去除。可以将"补救电极"植入到未植入部位（GPi或STN），作为补救。将"补救电极"植入到STN，以补救对GPi刺激反应不良的患者，此方法已显示出良好的疗效。同样，植入GPi电极来治疗对STN刺激反应不佳的患者也同样有效。

病例总结：并发症要点

1. 感染是最常见的并发症，通常位于IPG植入切口，而不是颅骨切口。
2. 颅内出血是最严重的并发症，3%的患者发生颅内出血，0.5%的患者出现永久性脑损伤。
3. 如果怀疑有出血，应密切监视患者是否存在气道梗阻，并立即进行CT检查。主要参照自发性脑出血（ICH）的治疗方案进行治疗。
4. 非感染性电极周围水肿很少见，重要的是要防止不必要的硬件移除。

5. 如果临床上对刺激反应不佳,在排除故障后,考虑在另一个靶点上使用补救电极。

证据与结果

高质量的一级证据表明,DBS 比药物治疗更好,可以改善运动功能[3,10,11]和生活质量[10]。但只有选择合适的患者才能达到最佳的疗效。UPDRS 用于比较 DBS 治疗前后的临床效果。使用 UPDRS 第Ⅲ部分对客观运动症状评分,包括对静止性震颤、僵硬、言语、姿势等进行评分。RCT 研究表明,DBS 后的 UPDRS-Ⅲ 分数提高了 30%~40%[3,10-13]。大多数患者都经历了与他们对药物的最佳反应相似的持续获益。尽管不同靶点对运动症状改善没有差异,但 STN 电刺激可显著地降低左旋多巴使用剂量,减少电极更换,而 GPi 可以更好地抑制运动障碍,且程控和药物调整难度降低。

UPDRS-Ⅱ 评分评估"开"和"关"期间的日常生活活动。在停用药物期间进行评估,则该指标应突出显示患者最严重的症状。DBS 术后,UPDRS-Ⅱ 评分下降 10%~40%。如前所述,STN-DBS 可显著减少多巴胺能药物使用以显著减轻运动障碍。以GPi 为靶点时,虽然不会减少多巴胺能药物的使用,但是可以直接减轻运动障碍。

使用 DBS 治疗帕金森病是神经外科研究最多的手术之一。它可以对患者的功能产生重大影响,且被证明可以提高生活质量[10]。通过合适的患者选择、周密的计划制订和精湛的手术操作,神经外科医生可以对帕金森病患者的生活产生重大的积极影响。

(王安妮 李潇啸 译　王乔 孟凡刚 校)

参考文献与延伸阅读

1. Burchiel KJ, Anderson VC, Favre J, Hammerstad JP: Comparison of pallidal and subthalamic nucleus deep brain stimulation for advanced Parkinson's disease: results of a randomized, blinded pilot study. *Neurosurgery* 45: 1375-1382; discussion 1382-1374,1999.

2. Follett KA, Weaver FM, Stern M, Hur K, Harris CL, Luo P, et al: Pallidal versus subthalamic deep-brain stimulation for Parkinson's disease. *N Engl J Med* 362: 2077-2091, 2010.

3. Weaver FM, Follett K, Stern M, Hur K, Harris C, Marks WJ J: r, et al.: Bilateral deep brain stimulation vs best medical therapy for patients with advanced Parkinson disease: a randomized controlled trial. *JAMA* 301: 63-73, 2009.

4. Williams NR, Foote KD, Okun MS: STN vs. GPi deep brain stimulation: translating the rematch into clinical practice. *Mov Disord Clin Pract* 1: 24-35, 2014.

5. Deuschl G, Schade-Brittinger C, Agid Y, Group ES: Neurostimulation for Parkinson's disease with early motor complications. *N Engl J Med* 368: 2038, 2013.

6. Binder DK, Rau GM, Starr PA: Risk factors for hemorrhage during microelectrode-guided deep brain stimulator implantation for movement disorders. *Neurosurgery* 56: 722-732; discussion 722-732, 2005.

7. Hariz MI: Complications of deep brain stimulation surgery. *Mov Disord* 17(Suppl 3): S162-S166,2002.

8. Sillay KA, Larson PS, Starr PA: Deep brain stimulator hardware-related infections: incidence and management in a large series. *Neurosurgery* 62: 360-366; discussion 366-367,2008.

9. Chang EF Cheng JS, Richardson RM, Lee C, Starr PA, Larson PS: Incidence and management of venous air embolisms during awake deep brain stimulation surgery in a large clinical series. *Stereotact Funct Neurosurg* 89: 76-82, 2011.

10. Deuschl G, Schade-Britinger C, Krack P, Volkmann J, Schafer H, Botzel K, et al.: A randomized trial of deep-brain stimulation for Parkinson's disease. *N Engl J Med* 355: 896-908, 2006.

11. Schuepbach WM, Rau J, Knudsen K, Volkmann J, Krack P, Timmermann L, et al.: Neurostimulation for Parkinson's disease with early motor complications. *N Engl J Med* 368: 610-622, 2013.

12. Williams A, Gill S, Varma T, Jenkinson C, Quinn N, Mitchell R., et al.: Deep brain stimulation plus best medical therapy versus best medical therapy alone for advanced Parkinson's disease (PD SURG trial): a randomised, open-label trial. *Lancet Neurol* 9:581-591,2010.

13. Witt K, Daniels C, Reiff J, Krack P, Volkmann J, Pinsker MO, et al.: Neuropsychological and psychiatric changes after deep brain stimulation for Parkinson's disease: a randomised, multicentre study. *Lancet Neurol* 7: 605-614, 2008.

第4章　震颤为主型帕金森病

Stephanie Zyck, Gaddum Duemani Reddy

病例介绍

患者,男,65岁,右利手,双侧上肢震颤病史10年。症状始于右臂,几年后累及左臂。震颤在运动时会出现,在静止时更严重。震颤大约5年后,他开始有轻微的运动困难和肢体僵硬。他最初被诊断为特发性震颤,接受普萘洛尔治疗,收效甚微。随着其他症状的出现,神经科医生诊断他患有帕金森病(PD)。他开始使用抗帕金森药物治疗,僵硬和震颤均有所改善。最近,他需要增加药物剂量来维持药物疗效,且症状波动,呈进行性恶化。目前,他已无法完成日常生活活动。

问题

1. 可能的诊断是什么?

2. PD有哪些亚型?如何区分?

3. 哪些测试可以用来鉴别PD和特发性震颤?

4. 初始治疗方案应是怎样的?

评估与治疗计划

尽管患者除震颤以外,其他症状都不明显,但功能神经外科医生强烈怀疑患者患有PD。PD本身是一种异质性疾病,可表现出不同的症状。最常见的分型是震颤为主型PD和非震颤为主型PD,后者也称为运动迟缓-僵直亚型,或姿势不稳和步态困难(PIGD)亚型。此分类单纯依据帕金森病综合评分量表(UPDRS)或最新的运动障碍学会-帕金森病综合评分量表(MDS-UPDRS)进行分类。将震颤问题的平均分数除以运动和步态部分的平均分数,得出一个比率。如果该比率>1.15,则是震颤为主型。如果比率<0.9,则是PIGD。比率为0.9~1.15,则为模糊型。

　　然而仍然需要与特发性震颤鉴别。传统的鉴别方法主要是根据临床表现,但在临床实践中,两者存在重叠的特征使得很难将它们区分鉴别。更复杂的是,这两种疾病可能存在于同一患者身上。使用其他无创检查,例如,使用加速度计测量震颤频率,可能会对诊断有所帮助,因为PD患者的震颤频率往往较低。多巴胺转运体单光子发射计算机断层扫描(DAT-SPECT)是一项核医学研究设备,其利用了多巴胺转运体的示踪剂。该示踪剂可作为多巴胺能黑质纹状体神经元的标志物。与健康对照组和特发性震颤患者相比,PD患者的摄取量降低,有利于震颤型PD的诊断。然而,这项研究并不是完全可靠的。最近的研究表明,特发性震颤患者的摄取量也有一定程度的下降。在本病例中,DAT显像提示摄取量显著降低,支持PD的诊断(图4.1)。

　　帕金森病的初期治疗通常是使用药物。标准的一线治疗方案是早期使用多巴胺激动剂或单胺氧化酶(MAO)抑制剂,晚期使用左旋多巴/卡比多巴。多巴胺激动剂的

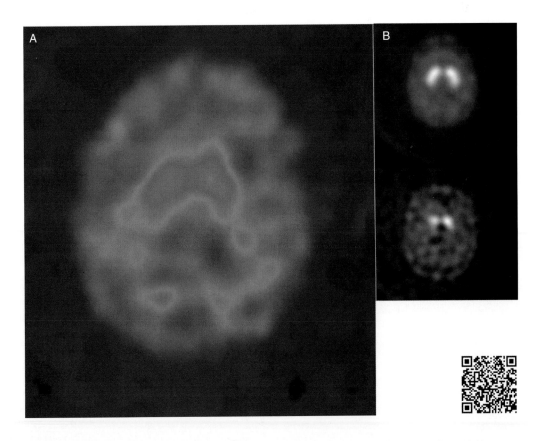

图4.1　(A)本例患者的DAT-SPECT图像。(B)非PD患者(上)和重度PD患者(下)的DAT-SPECT图像。

疗效不如左旋多巴/卡比多巴,但可以减少症状波动。因此,多巴胺激动剂用于推迟需要使用左旋多巴的时间。手术治疗通常用于那些在药物治疗中达到平台期或出现副作用(尤其是运动障碍)的患者。该患者,同大多数需要手术治疗的患者一样,已经使用了左旋多巴/卡比多巴,目前出现症状波动的副作用。

病例总结:诊断要点

震颤为主型PD与特发性震颤鉴别要点

	帕金森病	特发性震颤
发病年龄	通常在60岁	年龄差异较大(10~80岁)
家族史	无	有
震颤频率	4~6 Hz	5~8 Hz
静止性震颤	是	在严重的情况下
姿势性震颤	延迟后出现	立刻出现
动作性震颤	在严重的情况下	是
震颤特征		
对称性	否	是
静息	较坏	较好
运动	较好	较坏
集中	较好	较坏
走路	较坏	较好
书写	较好	较坏
饮酒	无影响	有好的影响
其他部位	脸、下颌	头、声音
DAT-SPECT结果	显著缺乏	轻度缺乏
左旋多巴反应性	有	无
药物治疗	多巴胺、多巴胺激动剂、β受体阻滞剂、扑米酮、酒精、抗胆碱药、MAO抑制剂、托吡酯、加巴喷丁、肉毒杆菌素、金刚烷胺	

解剖学与治疗细节上的问题:

1. 针对该诊断,手术治疗有哪些选择?

2. 这种情况下的潜在手术靶点在哪里?

3. 选择哪种手术靶点?其关键优势点是什么?

决策

晚期的 PD 外科治疗包括外科手术治疗,或植入一个泵来持续输注左旋多巴/卡比多巴,通常在十二指肠内进行注入,该疗法被称为 Duodopa 疗法。已证明 Duodopa 疗法可有效地减少因不规律服用左旋多巴而吸收不稳定,进而导致的症状波动。对于那些不愿接受侵入性神经外科手术的患者而言,Duodopa 疗法通常是最佳选择。

神经外科的治疗方法可分为消融治疗和神经刺激治疗。消融治疗可通过靶向射频、伽马刀辐射或高强度聚焦超声来完成。神经刺激治疗是指脑深部电刺激(DBS),其中刺激电极放置在基底节区或丘脑区。不同的外科治疗之间存在重要区别。DBS 和射频消融都需要将头皮切开和行小型开颅术,以植入刺激电极或射频探头。通常,患者在清醒状态下,对其使用微电极记录(MER),并对患者进行预刺激来精确地定位靶点。伽马刀或超声聚焦时不必使用 MER,因为这两种方法都不需要切开头皮。超声聚焦手术需要头部备皮,以使设备充分穿透皮肤表面,而伽马刀手术则不需要。两种消融手术通常都是在患者清醒时进行的,这对于超声聚焦手术尤为重要,因为术中可以直接检测到疗效或副作用。然而,在使用伽马刀治疗过程中,使患者保持清醒反而不那么重要,因为治疗效果和副作用都需要数月的时间才能显现出来。

对于以震颤为主的 PD,主要的靶点选择是丘脑腹侧中间核(VIM)或丘脑底核(STN)。丘脑 VIM 是治疗特发性震颤的靶点,同时,它在 PD 震颤的治疗中也被证明是非常有效的,有效率接近 90%。刺激丘脑 VIM 对 PD 的其他症状没有效果,如僵硬、运动迟缓和步态异常。已经证实刺激 STN 可以减少 PD 的所有运动症状,但是初始时对减少震颤症状并不像 VIM 那样明显。此外,刺激丘脑底核也可能出现神经精神相关的并发症。因此,在术前测试时,对已显示出神经精神预后高风险的患者要避免。另一方面,对于双侧均有症状的患者,双侧 VIM 刺激会导致构音障碍或平衡障碍的风险增加。因此,在选择使用该靶点时采用单侧手术。

对年轻患者倾向选择 STN 为靶点,因为疾病后期很可能出现其他运动症状和症状波动。丘脑作为靶点适合于老年患者,因其出现其他症状或症状波动的可能性较低,并且 STN 刺激引起神经精神相关并发症的风险较高。

考虑到本例患者的年龄和其他运动症状,由神经科医生、神经外科医生和神经精神病学家组成的多学科小组认为双侧 STN-DBS 是下一步治疗的最佳方案。

> **问题**
>
> 1. 识别STN的常用技术有哪些？
> 2. 对于不能耐受清醒状态下行手术治疗的患者可选择哪种治疗？

手术步骤

STN-DBS可以说是治疗PD运动障碍最常见的手术方法。目前,治疗PD的外科手术方法很多。所有这些手术的第一步,都是在影像学上确定STN背外侧部分的大致位置,因为已证明STN的这一位置对症状改善最有效。对于震颤症状,通常将STN的后部作为靶点。MRI序列,特别是通过基底节、中脑三维、薄切、T1加权和T2加权序列,对确定此位置很有价值。另有文献报道了这些序列的几种变体,以能更好地描绘STN的边界,但这些序列通常都涉及T1和T2序列。T1序列有助于识别前后联合。一旦确定,就可以根据与中间连合点(MCP)的距离来间接定位STN。对于STN,这些坐标约为外侧12mm,后部4mm,低于MCP 4mm。可用红核进一步完善,红核通常在T2加权序列上可见。刺激STN的理想位置是红核外侧约3mm,前外侧边缘下方2mm。在可以识别出STN边界的序列中,可使用多种方法进一步细化射线照相定位。例如,使用框架、让患者保持清醒状态、使用MER。据文献报道,这些技术上的改进都是有效的。使用哪种方案最终取决于外科医生的手术习惯和患者的承受能力。对于因认知或心理问题而不能忍受清醒手术的患者,术中影像学检查有助于在手术结束前确认电极的准确位置。可通过术中MRI、术中CT与术前计划图像融合来完成,或者在框架下拍摄前后位和侧位X线片来完成。

在患者清醒状态下,MER可功能性地描绘STN的顶部和底部边界,以将电极放置至最准确位置。这需要外科医生、神经学或神经生理学专家具备一定程度的电生理学专业知识。尽管STN的活动可被麻醉显著抑制,MER也可用于全身麻醉状态。患者清醒状态下的电刺激有助于进一步功能定位。对STN进行刺激时,低幅度产生的感觉异常提示电极位于后内侧位,对内侧丘系纤维产生影响。眼球偏斜进一步提示电极位于中间,影响同侧第Ⅲ对脑神经(动眼神经)。构音障碍、对侧面部挛缩或四肢挛缩表明位置过于靠近前外侧导致内囊受累。值得注意的是,高振幅刺激下,对侧肢体或脸部短暂的感觉异常,提示电极放置理想。

这例患者接受了双侧STN-DBS,使用了框架、MER和术中电刺激。

病例总结：治疗要点

1. STN的间接靶点为外侧12mm，后方4mm，MCP下方4mm。

2. 在刺激下，对刺激产生的反应性症状及副作用都有助于功能性定位电极位置。

3. 低振幅刺激时症状明显改善，以及高振幅（高于治疗中使用的振幅）刺激时对侧肢体出现短暂感觉异常（逐渐消退），提示电极放置理想。

要点

1. 如果患者有任何不良的神经认知状态，应进行全面的神经精神测试。如果存在术后认知功能下降的风险，应避免将STN作为靶点。

2. 如果有神经认知方面的问题，可以使用VIM或苍白球内侧部（GPi）作为靶点。GPi电刺激数据表明，虽然在减少左旋多巴剂量、减轻运动迟缓和强直方面的效果可能比STN稍差，但在减轻帕金森病的震颤方面与STN同样有效。而且，其在改善药物相关运动障碍方面效果更好。

护理

植入颅内电极后，通常会对患者监护一晚，以便发现潜在的、致命性的围术期并发症，如出血或卒中。通常选择重症监护病房或中级监护病房进行观察。术后行影像学检查，以确认电极的位置是否合适，患者通常在术后当天就可以开始活动。如果在手术过程中留置尿管，则鼓励当天取出。术后通常不预防性地使用抗生素，因为没有有效的证据表明可降低感染率。

放置电池可以与放置电极在同一天完成，也可以择期进行。无论哪种情况，通过皮下隧道延长电线连接电池，对患者而言都很痛苦，需要全身麻醉。如果选择二期手术，可安排门诊手术。

术后，微毁损效应会持续数天至数月。此期间不开机，尽量保存电量。一旦微毁损效应消失，便由神经科医师开始程控。此时，应告知患者，可能需要长达6个月的时间才能实现最佳的程控疗效。

并发症及处理

感染是震颤型 PD 患者 DBS 后最常见的并发症,约 5% 的病例发生感染。更换电池时也有大约 5% 的感染风险。在多数研究中,刺激发生器囊袋是最常见的感染部位。对于发生器部位感染,常规的处理方式是移除发生器、冲洗伤口和静脉内抗生素治疗 6 周以上。当感染累及导线或颅部切口时,整个植入物也必须移除。但在发生器囊袋部位有浅表感染时,单独应用抗生素也是一种可行的策略。

其他并发症,包括导线移位、出血或卒中,发生率较低。该手术死亡率很低。导线移位通常需要再次手术进行置换。出血和卒中,多数病例是无症状的,常是在术后影像学检查时偶然发现。如果患者伴有神经损伤,必须要进行手术治疗。消融手术造成神经功能缺损的风险较高,可能是永久性的。因为没有植入永久性硬件,该手术的感染率通常是较低的。

病例总结:并发症

1. 感染是 DBS 最常见的并发症,但也有可能出现神经功能缺损。消融手术的感染风险较低,但神经功能缺损的风险较高。
2. DBS 患者发生感染,应移除其程控系统受影响部分,并静脉应用抗生素进行治疗。在发生器囊袋部位有浅表感染的情况下(此情况少见),单独应用抗生素是一种可行的策略。

证据与结果

有强有力的证据表明,可选择 VIM 或 STN 作为 DBS 靶点治疗 PD 震颤。但比较靶点疗效的证据较少,早期回顾性分析显示这两个部位在减轻震颤症状方面没有显著差异。如前所述,刺激 STN 比刺激 VIM 更能改善除震颤外的其他运动症状。消融手术也在减轻震颤症状方面有效,但可能增加神经系统副作用。

(王安妮 李潇啸 译 王乔 孟凡刚 校)

参考文献与延伸阅读

1. Stebbins, G. T., et al. How to identify tremor dominant and postural instability/gait difficulty groups with the movement disorder society unified Parkinson's disease rating scale: comparison with the unified Parkinson's disease rating scale: PIGD and The MDS-UPDRS. *Mov Disord.* 28,668-670(2013). http://www.ncbi.nlm.nih.gov/pubmed/23408503

2. Thenganatt, M. A., & Louis, E. D. Distinguishing essential tremor from Parkinson's disease: bed- side tests and laboratory evaluations. *Expert Rev Neurother.* 12, 687-696 (2012). http:// www. ncbi.nlm.nih.gov/pubmed/22650171

3. Jankovic, J. Parkinson's disease: clinical features and diagnosis. *J Neurol Neurosurg Psychiatry* 79 368-376 (2008). http://www.ncbi.nlm.nih.gov/pubmed/18344392

4. Connolly, B. S., & Lang, A. E. Pharmacological treatment of Parkinson disease: a review. *JAMA* 311,1670 (2014). http://www.ncbi.nlm.nih.gov/pubmed/24756517

5. Volkmann, J. Daniels, C., & Witt, K. Neuropsychiatric effects of subthalamic neurostimulation in Parkinson disease. *Nat Rev Neurol* 6, 487-498 (2010). http://www. ncbi. nlm. nih. gov/ pubmed/20680036

6. Parihar, R., Alterman, R., Papavassiliou, E., Tarsy, D., and Shih, L. Comparison of VIM and STN DBS for Parkinsonian resting and postural/action tremor. *Tremor Other Hyperkinet Mov (NY)* 5, 321 (2015). doi:10.7916/d81v5d35.http://www.ncbi.nlm.nih.gov/pubmed/26196027

7. Fraix, V., Pollak, P., Moro, E., Chabardes, S., Xie, J., Ardouin, C., and Benabid, A.L. Subthalamic nucleus stimulation in tremor dominant Parkinsonian patients with previous thalamic surgery. *J Neurol Neurosurg Psychiatry* 76, 246-248 (2005). http://www. ncbi. nlm. nih. gov / pubmed/ 15654041

8. Perestelo-Perez, L., et al. Deep brain stimulation in Parkinson's disease: meta-analysis of randomized controlled trials. *J Neurol* 261, 2051-2060 (2014), https://www. ncbi. nlm. nih. gov / pubmed/24487826

Patrick J.Karas, Ashwin Viswanathan

第5章 强迫症

病例介绍

患者,女,36岁,患有严重难治性强迫症,来院进行外科咨询。她在25岁失去律师助理的工作后不久,被诊断患有强迫症(OCD)。她必须保证工作环境一直保持整洁,患者还有焦虑症。以前,保持整洁是一种她引以为傲的好习惯,但现在过度专注于桌面的文件是否整齐或者干净,这成了她的困扰。虽然她知道自己已反复检查并确定一切都令人满意,但她每天仍不停地整理文件以试图缓解自身的焦虑感。她曾服用过5-羟色胺再摄取抑制剂(SSRI)、文拉法辛、丁螺环酮和锂剂等药物治疗,并多次接受了认知行为治疗(CBT)试验,且依从性良好。尽管接受了多年的治疗,但她仍有严重的强迫症表现。她还表示,除了睡眠困难和性欲减退之外,她还经常出现情绪低落甚至抑郁情绪。测量记录显示她目前的耶鲁-布朗强迫症量表(YBOCS)是31分。她只患有此精神疾病,且没有内科疾患及外科手术病史。于是精神科医生向她介绍了脑深部刺激(DBS)技术以治疗她的强迫症。

问题

1. 强迫症有哪些外科治疗方法?

2. 强迫症的严重程度如何评分?

3. 强迫症的手术干预的目标是什么?

4. 目前,强迫症的病理生理学理论是什么?

5. 外科手术干预的禁忌证有哪些?

6. DBS技术对强迫症的疗效如何?

评估与治疗计划

强迫症是一种表型多样的精神疾病,美国有1%~2%的人群受此疾病困扰。多数接受药物治疗和(或)行为治疗。尽管进行了最大程度的药物治疗和(或)行为治疗,但仍有20%~30%强迫症患者有严重的难治性症状。据统计,在美国有>60万严重的难治性强迫症患者未得到有效治疗。

2009年,FDA对重度难治性强迫症患者,批准了双侧内囊前肢(ALIC)DBS人道主义装置豁免(HDE)许可。在DBS获得批准之前,对药物和行为治疗有抵抗的难治性强迫症的唯一手术治疗是消融治疗,如扣带前回毁损术和内囊前肢切开术。

强迫症的诊断根据精神障碍诊断和统计手册[DSM-5(第五版)]进行,强迫症是一组以强迫观念和强迫行为为主要临床表现的精神疾病,其特点为有意识的强迫和反强迫并存,一些毫无意义、甚至违背自己意愿的想法或冲动重复出现,严重影响患者的日常生活。强迫性通常是患者焦虑的原因,而强迫性表现为患者试图减少痛苦(而不得不重复某一行为)。患者通常有良好的洞察力以及自我感知能力,能意识到自身强迫或冲动的行为是过度的。此外,许多患者明白强迫自己做某件事,并不意味着完全解决困扰。重要的是,DSM-5诊断标准必须是强迫观念和强迫行为显著干扰患者的生活,并通过对学业、专业或人际关系的影响表现出来。

强迫症的临床表现差异性比较大。两例被诊断为强迫症的患者可能有完全不同的强迫观念和强迫行为表现。因为不同的人在解剖学上,其行为可能由大脑不同的区域控制,从而呈现出这种临床表型多样性。因此,进行手术治疗时如何选择手术部位仍然是一个研究课题。目前,并没有一个最佳靶点可以有效治疗所有强迫症。强迫症可分为对称型、禁忌(攻击他人或与性相关的)思想型、污染(污垢)型和囤积症等多种亚型。虽然某些亚型或强迫观念常与典型的强迫症有关,但这些患者常常没有做出强迫行为。不同的临床表型还因发病时间不同而表现不同。在30%~50%的病例中,患者在儿童时期发病。但是,一些研究质疑儿童和成人的强迫症是否有相同的病理生理学基础。

强迫症常由精神科医生诊断和治疗,诊断和管理的细节超出了标准的神经外科实践范围。强迫症的严重程度可根据YBOCS评分进行分级。该量表从5个维度对症状严重程度评分:①每天有多少时间停留在强迫性思维上;②强迫思维对社交、学业或工作能力的影响程度;③强迫思维带来的苦恼或困扰的程度;④付出多少努力对抗强迫的思维;⑤控制强迫思维的能力如何。最高分是40分,24分以上为严重的强迫症,32分以上的患者是极严重的强迫症。有研究表明,28分是考虑外科手术干预的临界值。

强迫症的治疗标准为多模式疗法,包括选择性5-HT再摄取抑制剂(即SSRI)和CBT。必须是接受常规治疗失败的患者才考虑手术治疗。根据临床试验纳入标准规定,常规治疗的失败包括,在最大耐受剂量的10周内至少服用3种不同的选择性5-HT再摄取抑制剂后症状没有缓解,且辅以抗多巴胺能药物、镇静剂或苯二氮䓬类(如丁螺环酮、锂或氯硝西泮)均失败,并完成至少20小时的行为治疗也失败的患者。药物治疗方法不尽相同,保守的方法要求在手术干预前,至少评估患者5年内症状不受控制的情况。

DBS电极植入评估需要多学科协作,包括神经外科医生和精神科医生之间的合作。精神科医生除了协助对手术患者的筛选,还要协助术后相关的治疗工作(如协助程控DBS设备)。

强迫症的常见伴随症状包括焦虑、抑郁、抽搐(特别是儿童疾病)、注意力缺陷及多动障碍(ADHD)等其他精神障碍。在进行手术前,必须与患者的精神科主治医生探讨患者合并的这些精神疾病。应谨慎考虑对药物滥用、精神病、躁狂症或严重人格障碍的患者进行手术干预,因为这些精神障碍与药物疗效下降或药物精神方面副作用恶化有关。

对于任何需要神经外科手术患者,术前都要进行严格规范化的医学评估。在需要DBS治疗的患者中,强迫症患者常比帕金森病或原发性震颤的患者年轻。为此,手术前必须进行详细的医学检查,优化共病医疗,并详细回顾病史和精神病史。术前需要停止服用抗血小板/抗凝药物,甚至需要进行药物完全逆转。手术分期由外科医生和患者协商决定。与DBS治疗强迫症以外的其他疾病一样,手术可通过一个或两个阶段完成。

病例总结:诊断要点

1. 强迫症是一种精神疾病,其特征是反复出现的侵入性想法和冲动,通常结合仪式化、重复性、强迫性的行为,旨在减轻患者的焦虑。尽管患者能理解自身的强迫观念和强迫行为是非理性和过度的,但患者在日常生活中仍然受到了严重的影响。

2. 由于强迫症的诊断和治疗超出了标准的神经外科实践范围,所以,神经外科医生需要与精神科医生密切合作,对强迫症患者进行详细的术前评估。此外,精神病医生还要协助术后相关的治疗工作。

3. 强迫症的标准药物治疗包括SSRI和CBT。在考虑进行手术之前,患者必须进行多次SSRI药物治疗及行为治疗,并辅以抗多巴胺能药物、镇静剂或其他药物如苯二氮䓬类等均失败。

4. 强迫症的严重程度分级根据YBOCS评分。在考虑外科治疗之前,除了最大剂量药物治疗和行为治疗外,YBOCS评分至少28分,最高分是40分。

问题

1. 强迫症的临床症状是什么?
2. 强迫症的标准药物治疗和行为治疗方法分别是怎样的?
3. 患者在考虑接受强迫症手术前必须符合哪些临床标准?

决策

由于强迫症确切机制不明,且强迫症具有表型异质性(因此可能有神经机制异质性),再加上不同刺激靶点之间临床疗效的差异,放置DBS电极的精确靶点仍然是一个有争议的议题。必须强调的是,目前FDA对HDE的批准是针对ALIC进行刺激的,其他刺激靶点仍处于研究阶段。除ALIC外,其他刺激靶点包括纹状体腹侧/内囊腹侧(VS/VC)、伏隔核(NAc)、底丘脑核(STN)、终纹床核(BST)和丘脑下脚(ITP)。这些结构许多是相邻的(或相距毫米以内),尽管对电极放置的路径和深度进行了谨慎的考虑,但仍可能有一个以上的靶点目标受到电极刺激。随着不断有新的临床试验研究结果被公布,刺激靶点的精确坐标也不断地被修订。

　　最初,刺激靶点是依据长期以来强迫症消融治疗经验进行选择的。多数DBS靶点(ALIC、VC/VS和ITP)系内囊前肢切开术破坏前额叶皮质和皮质下核,最明显的是背内侧丘脑之间的白质束的传导途径。在没有DBS技术情况下,强迫症的其他消融手术包括前纽带回毁损术(旨在对扣带部位皮质灰质和白质束交界处造成损伤)。另一种消融手术是丘脑下束切开术,损伤了丘脑前部下方的无名质尾状核的头部,包含连接眶额皮质(OFC)和皮质下核的白质束。值得注意的是,伽马刀正越来越多地用于消融手术以代替热性损伤。

　　除了解DBS治疗强迫症的外科手术历史背景外,熟悉目前关于OCD病理生理学的理论,有助于寻找合适的刺激靶点。强迫症是由于血清素能、多巴胺能和谷氨酰胺能通过皮质-纹状体-丘脑-皮质环路(CSTC)的不平衡引起的,异常的神经递质活动最终导致前扣带回皮质(ACC)及内外侧眶额叶皮层的过度兴奋;眶额皮质内侧部分参与情感的调节和奖赏机制,而外侧部分则是更多参与行为反转和冲突解决。ACC则可能执行错误监测,并在复杂决策的情境中被激活。

　　病理性激活OFC和ACC是通过CSTC的直接和间接通路之间的不平衡介导的,特别是直接与间接通路的过度激活(图5.1)。在直接通路中,谷氨酸能信号从额叶皮质(主要在眶额皮质和前扣带回区域)传出并激活纹状体,纹状体的激活促进了抑制性γ-氨基丁酸(GABA)信号传导至苍白球内侧和黑质,进而抑制刺激苍白球内侧(GPi)和黑质网状部(SNr)。对GPi和SNr的高度抑制降低了这些神经核团对丘脑的抑制性GABA能刺激,进一步减少了GABA对丘脑的抑制。最后,丘脑的谷氨酸信号激活额叶皮质(主要在眶额皮质和前扣带回区域)。因此,直接通路是一个正向反馈通路,OFC和ACC的激活导致这些相同功能皮质区域的进一步激活。

　　相比之下,间接途径是一个负向反馈通路。从OFC和ACC到纹状体的兴奋性谷氨酰酸信号增加了从纹状体到苍白球外侧部(GPe)的抑制性GABA能信号。GPe活性的降低进而削弱了对STN的抑制作用,导致GPi和SNr活性的增加。由于GPi和SNr将抑制性GABA能信号传递给丘脑,丘脑的活性被间接途径降低,最终使OFC和ACC的活性降低。正常状态下,两条通路相互平衡达到稳态。而在强迫症患者中,直接途径过度激活使得OFC和ACC活性增加,导致了平衡的破坏。

　　DBS和核团损害可以中断异常激活的直接CSTC环路途径。经研究观察,降低OFC的高活性与术后治疗效果密切相关,这一发现类似血清素能药物治疗成功后的情况。然而,手术究竟如何改变直接和间接通路之间的平衡,尚不清楚。

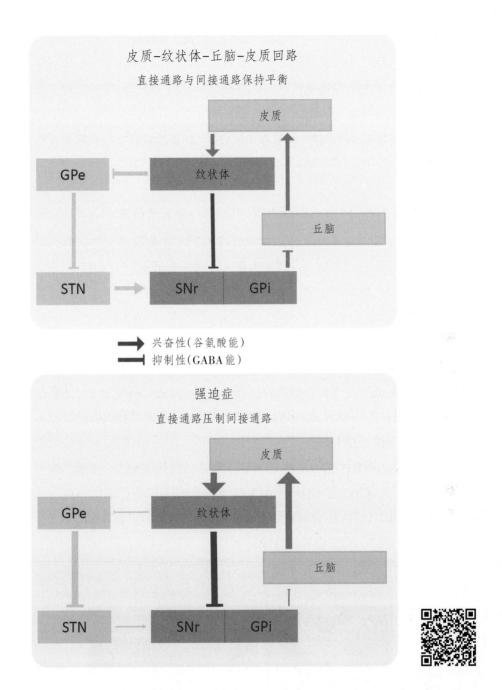

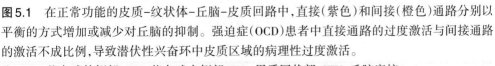

图5.1 在正常功能的皮质–纹状体–丘脑–皮质回路中,直接(紫色)和间接(橙色)通路分别以平衡的方式增加或减少对丘脑的抑制。强迫症(OCD)患者中直接通路的过度激活与间接通路的激活不成比例,导致潜伏性兴奋环中皮质区域的病理性过度激活。

注:GPe,苍白球外侧部;GPi,苍白球内侧部;SNr,黑质网状部;STN,丘脑底核。

问题

1. FDA通过人道主义装置豁免程序,批准DBS治疗强迫症的解剖靶点有哪些?
2. 哪些皮质区域在强迫症的病理生理学中起作用?
3. 描述在强迫症的病理生理学中,起作用的CSTC环路的直接途径和间接途径。

手术步骤

术前,选择电极放置的解剖靶点。术前还应进行导线放置的立体定向规划。术前T2 MRI用于目标靶点识别和导线放置规划。快速灰质采集T1反转恢复(FGATIR) MRI序列正在研发中,以增加皮质下结构对比度,改善导联放置。术前询问患者对电池放置部位的偏好也很重要。

如前所述,颅内电极最佳放置靶点的研究是一个热门领域。此处讨论的推荐靶点是ALIC/BST和VC/VS。ALIC/BST靶点位于AC和ALIC的交界处在前连合(AC)后1~2mm(图5.2)。电极零点放置在轴向前连合/后连合(AC/PC)平面下1~2mm,距中线7mm。重要的是做好路径规划,其中电极在冠状位平面上沿着ALIC的路线,以便使导线正好位于AC背面的BST中。

另外,VC/VS目标靶点设在VS中,电极零点刚好深至轴向AC/PC平面。在一项基于导线放置的疗效评估研究中,最佳靶向为距中线6~8mm,在AC前方0~2mm,距AC/PC平面腹侧3~4mm。注意,还要规划一条沿着内囊走行的轨迹,以便使电极1和电极2位于内囊的腹侧,触点3位于内囊的背缘。

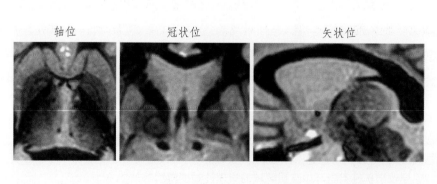

轴位　　冠状位　　矢状位

图5.2　快速灰质采集T1反转恢复(FGATIR)序列:轴位、冠状位、矢状位(前连合平面下1~2mm)。终纹床核以蓝色突出显示,外侧以内囊为界,内侧以穹隆为界。

在立体定向指导下进行导线放置。立体定向装置有带框架系统,例如 Leksell (Elekta, Stockholm, Sweden)和 CRW (Integra LifeSciences, Plainsboro, NJ),以及无框架系统如 NexFrame (Medtronic, Minneapolis, MN)和 STarFix (FHC, Bowdoin, ME)。立体定向系统装置的选择,基于实用性和外科医生的偏好。笔者更倾向于立体定向框架系统装置,并在框架放置后,设置术中O形臂(Medtronic)与术前MRI进行配准。

值得注意的是,由于刺激器导联必须沿着ALIC的路径到达目标解剖靶点,因此,必须通过立体定向计划钻孔,然后进行颅内导联放置。应标记钻孔部位,做好准备工作再行手术。钻孔后,在打开硬脑膜之前必须彻底止血。大量脑脊液流出会使脑组织下陷和移位,导致立体定向产生误差。

因此,尽量减小硬脑膜开口有助于避免过度的脑脊液丢失。放置套管后,用纤维蛋白密封剂填充钻孔处,也可将CSF损失降至最低。为了尽量减少皮质损伤和出血风险,应避免穿刺到皮质静脉。在放置套管之后,皮质表面应使用双极电凝处理,然后用锐利刀片切割。套管放置时应垂直于脑回表面并避开脑沟。术中积极控制血压,防止穿刺道出血,保持收缩压<140mmHg。因经脑室路径放置电极,可能导致更大量脑脊液丢失或脑室内出血的发生,故电极置入过程不应采用经脑室路径。最后,减少套管、微电极、刺激导线的通过次数,可以最大限度地减少皮质出血和穿刺道出血。

同DBS电极植入术常见的其他适应证一样,患者应在手术过程中保持清醒以便进行术中刺激。鉴于电极放置靶点和标志点的多样性,术中检测对强迫症的治疗尤为重要,可同时进行疗效和副作用耐受性的检测。刺激后的愉悦感与良好的治疗反应相关,可作为术中靶点正确放置的标志。相反,诱发患者产生恐惧或焦虑的反应,特别是在最深电极被激活后,提示电极置入过深。术中微电极记录仍处于研究阶段,目前无法作为辅助放置工具。当刺激导线放置在正确的位置,导线将由专门设计的钻孔盖锁定到位。剩余的导线在皮肤下穿过隧道到达放置电池的一侧。作为第2阶段程序,电池放置可在术中进行或患者术后恢复再进行。

病例总结:治疗要点

1. 避免术中高血压和尽可能减少脑脊液丢失,是减少颅内出血发生,以及避免颅内靶点遗漏的必要技术措施。

2. 在进行强迫症DBS手术时,必须与患者的精神科医生密切合作。在手术室,精神科医生协助进行术中刺激测试通常是有益的。

要点

1. 如果患者在术中出现新的神经功能缺损,即刻中止手术,立即对患者进行头部CT检查。

2. 虽然术中刺激测试有助于减少不良刺激副作用(焦虑、恐惧),但术中未能引起预期反应(欢乐、喜悦)不应作为手术中止的指征。

护理

通常,在放置颅内电极后需要密切观察患者,无并发症患者可在术后第1天出院。患者在术后约2周接受精神科医生随访,此时可打开电极进行初步刺激程控。

并发症及处理

并发症可分为两类:手术并发症和刺激副作用。手术并发症是DBS手术本身的并发症,包括感染、出血和癫痫发作。术后出血的风险为1%~3%,如有患者年龄较高、采取经脑室或脑沟途径置入,以及术中高血压等情况,风险增加。伤口并发症的发生率约为5%,包括感染、脑脊液漏或装置侵袭。对于涉及硬件的感染,要移除硬件的相关部件,然后进行抗生素治疗。取出颅内电极有发生颅内出血的风险。其他手术并发症有癫痫发作(1%~2%)和硬膜下血肿(1%~2%)。围术期预防性应用抗癫痫药物不作为常规措施。在电极置入前,仔细地用锐利器械切开软脑膜,可最大限度地降低硬膜下血肿的风险,防止皮质静脉的萎陷。与其他择期开颅手术相比,本手术围术期死亡率相似,通过准确的术前评估和规划,可将死亡率最小化。手术当天或术后第1天动员患者早期活动,术后应常规进行标准化护理,如诱导性肺活量训练、尽早停用尿管等。

激活刺激器之后,副作用可能立即发生或延迟发生。副作用表现差异性比较大,包括感官变化(味觉和嗅觉)、自主神经症状(出汗、呼吸急促、冷热感觉)、情绪变化(恐惧、恐慌、悲伤或兴高采烈)等。对一些患者来说,情绪的改善可能是一种积极的副作用;然而,对于另外一些患者,情绪变化可表现为轻度躁狂症。所幸,这些不良效果在刺激终止后会立即停止。然而,因设备故障或电池耗尽导致刺激中断后,患者可能出现急性严重的OCD复发。在一些报道中,强迫症患者表示,皮肤下的硬件使他们感到不舒服,需要随后移除硬件。此外,慢性刺激后的癫痫发作也有报道,但其发生率尚不清楚。

病例总结:并发症要点

1. 皮质电极放置术中,注意止血、防止过多的脑脊液流失,以及术中积极控制血压,有助于防止术后出血和电极位置不良。
2. 必须定期检测硬件,因为电池故障可能导致强迫症症状的急性恶化。

证据与结果

ALIC作为刺激靶点的证据非常多,效果优于之前讨论的任一解剖靶点。因ALIC和VC/VS作为靶点有较多的证据,所以我们更多关注这些结果。治疗效果定义为,YBOCS评分与术前基线相比减少35%以上,这一基准的设定参考了强迫症的药物临床试验。

迄今为止,ALC作为刺激靶点的最大临床试验,是一系列开放标签试验(针对24例重度难治性强迫症患者),其中17例患者接受交叉刺激(开-关或关-开)。53%的患者在交叉刺激时达到治疗效果(有治疗效果患者YBOCS评分平均减少63%,$n=17$)。此外,术后最后一次随访,约67%的患者出现疗效反应(YBOCS下降中位数达到58%;末次随访时间为15~171个月,中位数72个月,$n=24$)。作者根据电极置入靶点位置进行结果分析,显示交叉刺激有效反应提高到67%,在最后随访时可提高到83%。

最大的单系列VC/VS靶点刺激临床试验是在10例患者中进行。在这些患者中,40%($n=4$)患者在术后36个月随访时获得了治疗反应,另外25%的患者YBOCS评分减少了25%~35%。在一项来自4个中心的联合研究中,回顾了26例植入VC/VS的患者随访数据。在这些患者中,48%的患者($n=21$)在术后12个月时对治疗有反应,58%的患者在术后36个月时对治疗有反应($n=12$),62%的患者在最后随访时对治疗有反应($n=26$,末次随访时间为3~36个月,平均31.4个月)。作者还分析了靶点位置对术后反应的影响,发现,后电极靶向的患者在最后随访时治疗反应提高至75%。

总之,在ALIC/BST和VC/VS研究中,大约50%的患者对治疗有反应,刺激后患者YBOCS评分至少下降35%。这些结果与传统消融手术的结果相似,其优点是刺激效应是可逆的。DBS治疗强迫症受到多方面的因素影响,包括如何选择患者和最佳靶点位置,具体治疗建议仍在积极研究中。建议从事此手术的神经外科医生,详细观察患者并评估患者预后,多撰写和发表相关文章、资料。

(王修玉 译 张丙杰 王振玲 校)

参考文献与延伸阅读

1. De Koning, P P., Figee, M., Van Den Munckhof, P., Schuurman, P R., & Denys, D. (2011) Current status of deep brain stimulation for obsessive-compulsive disorder: a clinical review of different targets. *Current Psychiatry Reports*, 13(4), 274-282. https://doi.org/10.1007/ s11920-011-0200-8

2. Greenberg, B. D., Gabriels, L. A., Malone, D. A., Rezai, A. R., Friehs, G. M., Okun, M. S.,...Nuttin, B. J. (2010). Deep brain stimulation of the ventral internal capsule/ventral striatum for obsessive-compulsive disorder: worldwide experience. *Molecular Psychiatry*, 15(1), 64-79. http://doi.org/10.1038/mp.2008.55

3. Greenberg, B.D., Rauch, S.L., &Haber, S.N. (2010). Invasive circuitry-based neurotherapeutics: stereotactic ablation and deep brain stimulation for OCD. *Neuropsychopharmacology: Official Publication of the American College of Neuropsychopharmacology*, 35(1), 317-336. https://doi.org/10.1038/npp.2009.128

4. Luyten, L., Hendrickx, S., Raymaekers, S., Gabriëls, L., &Nuttin, B. (2016). Electrical stimulation in the bed nucleus of the stria terminalis alleviates severe obsessive-compulsive disorder. *Molecular Psychiatry*, 21(9),1272-1280. https://doi.org/10.1038/mp.2015.124

5. Okun, M. S., Mann, G., Foote, K. D., Shapira, N. A., Bowers, D., Springer, U.,... Goodman, W. K. (2007). Deep brain stimulation in the internal capsule and nucleus accumbens region: responses observed during active and sham programming. *Journal of Neurology, Neurosurgery, and Psychiatry*, 78(3),310-314. https://doi.org/10.1136/jnnp.2006.095315

6. Pauls, D. L., Abramovitch, A., Rauch, S. L., & Geller, D. A. (2014). Obsessive-compulsive disorder: an integrative genetic and neurobiological perspective. *Nature Reviews Neuroscience*,15(6),410-424. https://doi.org/10.1038/nrn3746

7. Raymaekers, S., Vansteelandt, K., Luyten, L., Bervoets, C., Demyttenaere, K., Gabriëls, L., & Nuttin, B. (2016). Long-term electrical stimulation of bed nucleus of stria terminalis for obsessive-compulsive disorder. *Molecular Psychiatry*, 22(February), 1-4. https://doi. org/ 10.1038 / mp.2016.124

第6章 下丘脑错构瘤引起的痴笑样癫痫发作

Nisha Giridharan, Patrick J. Karas, Daniel J. Curry

病例介绍

患儿,男,9岁,右利手,因古怪的行为被母亲带来问诊。其母亲说两年前他被诊断为癫痫发作,并包括数种类型。最常见的发作类型表现为,发作前内心有一种良好的感觉,然后目光呆滞,伴有不正常的笑声,症状持续几秒钟后停止。这些情况时常发生,有时一天不止一次,有时相隔几周。第二种类型发作频率较低,发作开始时与第一种类似,但随后是做出吞咽动作和反复屈伸上肢,持续5~30秒。这些发作之后进入嗜睡状态,通常会睡几个小时。他的母亲说,回想起来,其实在确诊之前,他就一直是一个喜欢"咯咯"笑的孩子。他从未接受过抗癫痫药物的治疗,因医生告知药物无助于他这种类型的癫痫发作。

患儿足月出生,无并发症,到目前为止发育正常。他目前上小学二年级,在学校表现基本正常,偶尔会大发雷霆。患儿无癫痫家族史。在检查中,他的外表、行为、言语和认知功能与他的年龄相符。他没有局灶性神经功能缺陷。神经心理测试,除了视觉空间功能轻度损害外其他正常。MRI显示,一个非增强的T1等信号的9mm肿块从穹隆前柱附近突出到第三脑室(图6.1)。患儿母亲说希望患儿的癫痫发作得到治疗,并被告知手术是最好的选择。

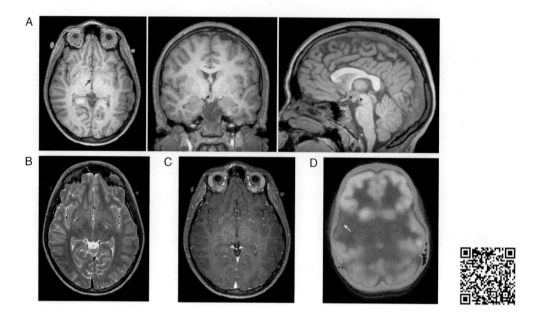

图6.1 术前影像学检查。(A)轴位、冠状位和矢状位的T1非增强MRI。1个直径9mm偏右侧的无蒂 Delalande 2型下丘脑错构瘤(黑色箭头所示)延伸到第三脑室下部。错构瘤在T1成像上与灰质等信号强度。注意,矢状面上右侧乳头丘脑束向后包裹错构瘤(黑色箭头所示)。(B)T2轴位 MRI显示等信号至轻度高信号的错构瘤。(C)T1轴向强化MRI显示下丘脑错构瘤没有强化。(D)FDG-PET显示右侧中颞叶和前颞叶FDG活性下降(白色箭头所示)。这种活性的降低可能源自继发性癫痫反应;注意,下丘脑错构瘤仍然是主要的致痫灶,必须首先处理。

问题

1. 可能的诊断是什么?

2. 还有哪些临床特征支持这种诊断?

3. 应该获得哪种成像方式?

4. EEG 可能显示什么?

5. 你会推荐手术治疗吗? 如果是,选择哪种手术方式?

评估与治疗计划

下丘脑错构瘤(HH)较为罕见,大部分是散发性的,发病率为每20万~60万人中1例。HH病变多为良性的,是神经元迁移异常而产生的异位肿块。大体上看像是正常脑实质,起自灰结节和第三脑室底部。显微镜下,HH由分化良好的神经元细胞和胶质细胞组成。

HH最常见的临床表现是中枢性性早熟(CPP)和癫痫,其中痴笑和哭泣是癫痫最常见的发作表型。痴笑样癫痫发作的特征是刻板性、无情绪地突然大笑或者悲伤。哭泣样癫痫比痴笑样癫痫不常见,与哭泣更相似,但也可以表现为痴笑和哭泣的怪异组合。虽然痴笑样和哭泣样癫痫最常与HH相关,但这些癫痫类型也可以表现为额叶或颞叶癫痫,以及局灶性皮质发育不良、结节性硬化和肿瘤相关癫痫。存在中枢性性早熟或痴笑样癫痫发作,特别是在儿童早期得到确诊的,应引起对HH的高度怀疑,并应进行高分辨率MRI的诊断成像。

MRI分辨率的提高大大增加了对HH的诊断。HH病变在T1加权MRI序列上表现为等信号,在MRI T2序列上表现为稍高信号,给予钆造影剂静注后不增强。HH的MRI显示,与正常的下丘脑相比,N-乙酰天冬氨酸/肌酐比值显著降低,而胆碱/肌酐比值增加。在HH中也可见肌醇的增加,提示与周围的灰质相比,神经胶质细胞增生水平升高。

通常,根据成像将HH分为两种形态:无蒂和有蒂。如果肿块的基部是部分或完全附着在第三脑室上,通常伴有周围结构的扭曲或移位,如乳头体,则病变被定义为无蒂的。相比之下,有蒂肿瘤通过较小的组织附着于第三脑室的底部,向下悬垂至鞍上池。HH在前后平面的位置通常与出现的症状相关。位于灰结节附近的HH与中枢性性早熟相关性强,可能是由于下丘脑内侧视前区位于前部的两性异形核(控制促性腺激素释放)受到干扰。位于乳头体和穹隆柱附近的病变更典型地与癫痫相关。异常的电活动从错构瘤组织经乳头体/乳头丘脑束通过海马环路扩散至颞中叶。痴笑的表现是由癫痫沿着背侧纵束传播到延髓中的疑后核引起的。较大的HH可能与CPP和癫痫都相关。

HH本质上是致痫性的,通过深部电极研究记录,源自错构瘤的癫痫发作已得到证实。此外,刺激HH内的电极可引起常见的痴笑性癫痫。其致痫性的其他证据,例如,FDG-PET研究表明一些HH病变中葡萄糖代谢较高,以及fMRI研究显示癫痫发作期间下丘脑错构瘤周围组织的血氧水平高度依赖其活化情况。痴笑性癫痫的头皮脑电图没有特异性表现。脑电记录可以捕捉到由额叶或颞叶引起的缓慢尖波和癫痫样放电波,但是对于起源于深部结构的癫痫,如下丘脑,头皮脑电图无法很好地记录。

与HH相关的痴笑性癫痫是典型的药物难治性癫痫。与此同时,继发性癫痫发作在下丘脑错构瘤患者中是常见的。随着儿童达到学龄期,临床表现为癫痫发作类型变化、癫痫性脑病进展、临床症状恶化。早期的神经外科干预有助于预防继发性癫痫,减少行为异常和认知能力下降。

儿童和年轻人下丘脑错构瘤也可能有其他的非癫痫性临床表现,如行为障碍(愤怒发作)、下丘脑增生和认知能力受损。

在本病例中,头部MRI显示一个9mm的不强化等信号肿块,自第三脑室底右侧延伸至相邻乳头体并突入脚间池(图6.1A~C)。脑电图反映的定位不良癫痫与记录的临床癫痫发作事件相符合,并且FDG-PET显示的右侧前颞叶和中颞叶摄取减少是HH中常见的发现(图6.1D)。

病例总结:诊断要点

1. 痴笑性癫痫发作和CPP是HH最常见的表现症状。错构瘤于前部靠近灰结节与CPP相关性更强,而于后部靠近乳头体与癫痫发作相关性更强。

2. 常见癫痫诊断检查[EEG、FDG-PET、单光子发射计算机断层扫描(SPECT)和MEG]通常无法很好地定位下丘脑错构瘤患者的癫痫病灶,作用不大。如果有痴笑或哭泣的表现,无论是否存在其他类型的癫痫发作,医生都应在高分辨MRI扫描下仔细观察下丘脑及其周围结构,并在第三脑池和鞍上区/脚间池行薄切口。

3. 下丘脑错构瘤本质上是致痫性的。长时间的高癫痫负担可导致继发性癫痫的发生和主要癫痫表型的变化。对错构瘤的治疗应尽早进行,以防止继发性癫痫发作,即使主要的癫痫表型定位于皮质的其他区域。

4. 基于错构瘤大小和位置的Delalande分类法,是一种常用框架,用以确定最佳开放手术入路。

问题

1. 这些临床的、影像的和脑电图的检查结果对手术计划有什么影响?选择哪种手术方式对本患者最为合适?

2. 考虑什么时候对本患者进行手术治疗?

3. 什么是Delalande分类法?

决策

对于下丘脑错构瘤和癫痫发作的年轻患者,积极和早期行手术治疗侵袭性病变可能会有更好的结果。下丘脑错构瘤相关的癫痫很难被抗癫痫药物控制住,但手术切除/毁损错构瘤有助于预防继发性癫痫,减少行为异常和认知能力下降。

可通过多种手术入路切除下丘脑错构瘤,入路取决于错构瘤的大小和位置。Delalande 分类法根据大小和位置将下丘脑错构瘤进行分类,并经常被用作手术入路的依据。Delalande 1型是下丘脑旁错构瘤,它们附着在第三脑室底的下方,主要存在于鞍上池。Delalande 1型下丘脑错构瘤的经典入路为经翼点外侧裂入路或额下入路。扩大的眶颧入路可用于尽量减少大脑的牵拉,并改善鞍上池区域的手术视野;Delalande 2型是下丘脑内型错构瘤,完全位于第三脑室。内镜下经脑室入路或经胼胝体穹隆间入路是治疗这类病变的代表性入路。与经胼胝体入路相比,内镜下经脑室入路的并发症发生率较低,但大的病变和充满或几乎充满第三脑室的病变是不适合使用内镜的;Delalande 3型是下丘脑内病变且在第三脑室底的上方和下方都有附着;4型是巨大的下丘脑内病变。如有必要,可以采用能到达第三脑室底上下的联合入路(如内镜下经脑室入路和眶颧入路),分期去除3型和4型下丘脑错构瘤。

以上所述的暴露方法在技术上要求都很高,正如文献中的几个系列研究所示,外科医生只有在经过一系列的练习之后,才能达到一个较低(尚可接受)的并发症发生率水平。开放性手术术后的癫痫发作率约为50%,其余的癫痫发作主要因为次全切除或者错构瘤组织的不完全断开连接,这些方法的并发症也达到近50%,包括甲状腺功能减退、尿崩症、记忆丧失、偏瘫、心动过缓、体温异常、视野缺损和食欲亢进。

最近,立体定向放射外科(SRS)、射频消融和立体定向激光消融已被用于下丘脑错构瘤的微创技术。然而 SRS 的效果可能需要几个月的时间才能显现;射频消融术消融的组织数量可能不够精确且难以直接监测。其中,激光消融术可以反映即时疗效,并通过磁共振热成像实时控制消融体积。最近的系列研究表明,激光消融术比开放手术更安全有效。因此,我们重点关注 MRI 引导下的立体定向激光消融技术。

问题

1. 消除错构瘤的主要目标是什么?如何设计优化激光光纤的路径以实现目标?

---

2. 如何避免对周围关键结构的损害？

3. 手术过程中如何监测消融的组织？

手术步骤

激光消融术在术前需要充分的手术计划制订和设备准备。应该建立一个单独的支持MRI的手术室并装备完善，以满足在无菌条件下钻孔和放置激光探针，还能方便移动以获得MRI检查。

有两种商用的激光消融系统可用于该过程：Visualase热疗系统（Medtronic, Minneapolis, MN）和Neuroblate激光消融系统（Monteris, Plymouth, MN）。Visualase系统需要的消融时间较短并有安全措施设置，允许用户在重要的解剖结构周围设置最高温度；当达到设定的温度限制时，这些设置会自动停止激光。Neuroblate系统有一个"拾取点"功能，可以放置在一个重要的结构附近以监测温度。与Neuroblate系统相比，Visualase系统提供了一个相对较小的消融野，也因此，Visualase系统可能需要更多的路径消融相同的组织体积。下面描述了Visualase系统的步骤。热能通过一个10W，980nm的二极管激光器传输，并由一个计算机监测站进行控制。该系统的软件使用了一个热毁损的模型，即Arrhenius方程，来评估何时发生不可逆的细胞损伤。

为了描绘消融路径，应行基于容积的MRI T1、T2序列和钆增强T1序列，并以稳态快速成像。短tau反转恢复序列（STIR）可用于区分穹隆髓鞘形成不足和发自错构瘤的乳头丘脑束。立体定向规划软件基于这些图像，构建患者大脑和病变的三维影像。立体定向激光消融的目标是在可行的情况下，将错构瘤与周围组织断开并进行毁损。消融的第一个目标应该是错构瘤的下方和后侧。在进入错构瘤时，激光路径应与穹隆和乳头丘脑束等距离，因在MRI T2序列、STIR序列、FIESTA序列上，显示最清晰的正是与错构瘤解剖联系最密切的一侧。然后，使用该软件创建一个到颅骨表面的斜视图，以确定入点在颅骨表面的位置。Visualase系统的3mm扩散器尖端可以可靠地沿激光轨迹消融直径14mm的区域，根据采用散热器的不同，消融的宽度可能不同。第一个路径要求能将错构瘤与乳头体断开，目标是切断病变和正常下丘脑组织的联系。如果14mm的扩展路径不能包含整个病变，那么应该创建第二个轨迹来定位病变的剩余区域。值得注意的是，当绘制消融的路径时，鞍上池、第三脑室和室间孔等自然冷却源的影响应该被考虑到。脑脊液的流动会带走更多热量，并可通过将路径更靠近散热器进行补偿。应将"探针"的视图与磁共振T1钆增强序列共同使用,以确认规划的路径不会经过血管。

多种系统可用于激光探针的植入,这包括基于框架的系统,以及无框架的骨基准定位立体定向机器人系统。在入点处做一个4mm的皮肤切口,再钻一个3.2mm的骨孔。使用1.9mm的转接套筒将导向杆通过钛骨锚进入骨孔,并沿着路径到达目标。将骨锚拧进颅骨内并移除导向杆。接下来,将1.6mm激光套管沿同一通道推进到达目标,将连有3mm长的扩散尖端的激光光纤插入套管。然后将患者置于磁共振扫描仪中。

采用MRI T1加权成像来确认激光探针的路径。在激光路径平面上获取MRI成像(图6.2A)。温度限点被放置在消融目标附近的关键结构上,如穹隆、乳头丘脑束、视交叉,以及错构瘤和正常下丘脑组织之间的分界面上。下限标记将限制特定点的温度不低于48℃,而上限标记将温度限制在90℃以下。在8%~12%的功率下进行激光热量释放剂量的实验,以确定热源的位置,并根据需要调整套管内激光扩散器的位置。激光消融开始的同时,采用快速梯度回波(FFE)序列获得实时的MRI热成像,以监测目标组织消融情况和周围的关键结构。用橙色编码评估不可逆的毁损,然后橙色开始慢慢覆盖错构瘤区,当整个目标变为橙色时,激光消融就完成了。

术后采用T1加权MRI钆增强影像和弥散加权成像来评估消融程度(图6.2B)。然后取出激光纤维和颅骨锚定点,用可吸收缝合线缝合皮肤。MRI梯度回波或FFE序列可用来评估出血情况。

病例总结:治疗要点

1. 下丘脑错构瘤引起的癫痫是典型的药物难治性癫痫,与此相关的药物治疗不应再继续,应尽早手术。

2. 对于年龄较大、神经系统完整、智力发育较好、癫痫发作负担小的儿童,由于开颅手术切除下丘脑错构瘤可能产生并发症,应首先考虑立体定向放射外科(SRS)。

3. 对于癫痫发作负担高和癫痫性脑病的儿童,考虑到开颅手术并发症和立体定向放射治疗疗效的延迟,应予以立体定向激光消融术。

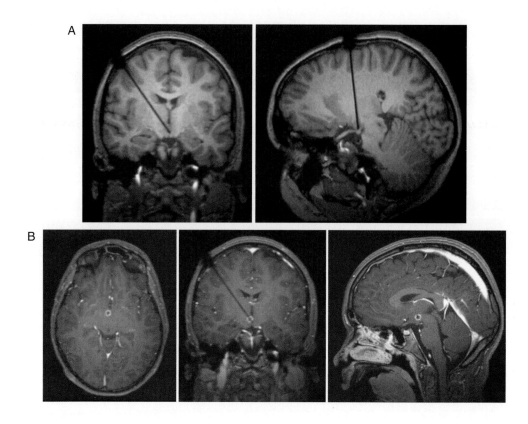

图6.2 术中和术后影像学检查。(A)激光进入目标后,T1加权MRI成像。这些成像允许随后通过磁共振热成像实时监测消融体积。(B)消融术后,行T1增强对比图像,以确认消融体积。消融区表现为下丘脑错构瘤位置的低信号环形增强病变。

要点

1. 对于有双重病症的下丘脑错构瘤的患者,在治疗性手术前可以尝试进行非侵入性监测,但通常对诊断的意义不大,因为错构瘤是大脑中导致癫痫的常见病变。

2. 在制订开放性手术的干预策略时,消融计划应评估对穹隆/乳头体/乳头丘脑束的损伤,并设计进一步干预措施以避免对侧受到损伤,同时补偿因手术引起的热沉效应。

3. 下丘脑错构瘤可以很小,路径长度可以很长,这使得立体定向的准确性至关重要(具有挑战性)。如果不能准确地将激光源定位在靠近乳头体或其连接处,则应中止消融。

护理

患者通常入院观察一晚。接受立体定向激光消融术的患者术后伤口护理问题较少。术后应重点注意预防消融后的水肿。可在术前1周给予预防性治疗，患者口服高剂量的地塞米松（每6小时4mg），并在患者术后的10天内逐步减少地塞米松剂量。

此外，婴儿术后必须密切监测和纠正血清钠水平。在开颅或内镜下切除下丘脑错构瘤时，对视上核和垂体柄的扰动可视，但在立体定向激光消融术中未见此扰动。婴儿即使表现出迟发性低钠血症，也较容易应对，通过围手术期补充钠盐即可防治。

患者应在3~6个月时进行脑MRI平扫与强化随访，以评估切除的完整性，此后每年随访。神经外科医生和其他相关医生应评估癫痫发作对治疗的反应，如果患者有复发或不完全切除或对消融没有反应，应评估是否适合再治疗。

有多种癫痫表型的患者可能在错构瘤被破坏后出现"衰竭现象"。在继发性癫痫发生的过渡阶段，当继发性癫痫灶尚未独立于原发灶时，完全去除下丘脑错构瘤（原发灶）可能导致继发癫痫的病灶逐渐减少并最终消失。因此，需要足够的时间（3~9个月）评估再手术治疗是否必要。继发性癫痫表型也可能短暂增加，并可通过一段时间的药物管理解决。

并发症及处理

与开放手术相比，立体定向激光消融术的并发症较低。立体定向激光消融术的并发症主要涉及邻近的重要结构（如乳头体、穹隆、垂体柄、乳头丘脑束）与计划路径的接近程度，以及下丘脑本身。尿崩症很少发生，通常继发于附近的垂体柄的损伤。这可以通过DDAVP（去氨加压素）和内分泌科医生的随访进行管理。其他内分泌功能障碍，如垂体功能低下，可在确诊时行适当的激素治疗。

记忆缺陷，特别是短期记忆丧失，可能发生在激光路径靠近乳头体的患者身上。将保护乳头体的下限标记降低至48mm，并在热源方向将其放置在距离乳头体边界约2mm处，这样可避免对乳头体的损伤。记忆缺陷很难治疗，而且很可能是永久性的。患者可能需要转诊至心理学家以制订恢复记忆的方案。

手术后，由视交叉和视束损伤引起的视觉变化非常少见，可能是脑池内视觉结构起到了保护作用。术中，在消融目标附近的视束上设定限制点，有助于预防这种并发症。

最后，如有继发性癫痫发生，患者痴笑性癫痫可能发生恶化。通过激光消融错构瘤破坏原发性致癫痫网络，可能不会破坏导致其他类型癫痫发作的独立致癫痫网络。

这些通常反映了颞叶内侧和眶额叶中错构瘤的连通性。这些风险应在手术前与患者及家属讨论,并应与患者的神经科医生一同制订痴笑性癫痫发作的抗癫痫药物治疗方案。

病例总结:并发症要点

1. 下丘脑错构瘤切除或消融术中最具破坏性的并发症是短期记忆缺陷,与双侧乳头体或其传出损伤有关(其中乳头丘脑束,在乳头体上方相互靠近)。应尽力避免造成伤害,特别是双侧损伤。
2. 下丘脑肥胖在激光消融术中是罕见的,可以通过仅消融下丘脑错构瘤边界以内来避免。
3. 下丘脑开放性手术中,钠失衡导致的严重周期性紊乱在激光消融中未见。婴儿即使表现出迟发性低钠血症,也比较容易应对,通过围术期补充钠盐即可防治。

证据与结果

目前,还没有前瞻性随机对照试验来比较MRI引导立体定向激光消融术与传统手术(如经典的经胼胝体入路)或微创方法(如内镜切除、射频热凝、SRS)的疗效。目前的立体定向激光消融在这些病变中有效的证据,有数个回顾性病例研究进行了报道。

Wilfong等报道(2013年)在14例患有HH并接受了立体定向激光消融治疗的患者中,有86%的患者(12例)在平均9个月的随访中完全无癫痫发作。

Xu等(2018年)的报道回顾了18例HH患者,这些患者接受了21次激光间质热疗,并在平均随访的17.4个月内,痴笑样癫痫患者的缓解率为80%,非痴笑样癫痫患者的缓解率为56%。

在最近的研究中(Curry等,2018年),71例患者被诊断为与下丘脑错构瘤相关的痴笑样癫痫,接受立体定向激光消融治疗。93%的患者在1年内没有痴笑样癫痫发作,21例患者的继发性癫痫发作减少。这一系列研究显示出良好的癫痫发作缓解结果,且并发症发生率低,住院时间短。

(刘云阳 译 张丙杰 校)

参考文献与延伸阅读

1. Curry DJ, Raskin J, Ali I, Wilfong AA. MR-guided laser ablation for the treatment of hypothalamic hamartomas. *Epilepsy Res.* 2018 May; 142: 131-134. doi: 10.1016 / j. eplepsyres. 2018.03.013. Epub 2018 Apr 7. https://www.ncbi.nlm.nih.gov/pubmed/29631919

2. Kameyama S, Murakami H, Masuda H, Sugiyama I. Minimally invasive magnetic resonance imaging-guided stereotactic radiofrequency thermocoagulation for epileptogenic hypothalamic hamartomas. *Neurosurgery.* 2009 Sep;65(3): 438-449. doi:10.1227/01.NEU.0000348292.39252. B5. https://www.ncbi.nlm.nih.gov/pubmed/19687687

3. Kameyama S, Shirozu H, Masuda H, Ito Y, Sonoda M, Akazawa K. MRI-guided stereotactic radiofrequency thermocoagulation for 100 hypothalamic hamartomas. *J Neurosurg.* 2016 May; 124(5): 1503-1512. doi:10.3171/2015.4.JNS1582. Epub 2015 Nov 20. https:/www. ncbi.nlm. nih.gov/pubmed/26587652

4. Kerrigan JF, Parsons A, Tsang C, Simeone K, Coons S, Wu J. Hypothalamic hamartoma: neuropathology and epileptogenesis. *Epilepsia.* 2017 Jun;58(Suppl 2): 22-31. doi:10.1111/epi.13752. https://www.ncbi.nlm.nih.gov/pubmed/28591478

5. Mittal S, Mittal M, Montes JL, Farmer JP, Andermann F Hypothalamic hamartomas. Part 2. Surgical considerations and outcome. *Neurosurg Focus.* 2013 Jun;34(6): E7. doi:10.3171/ 2013.3. FOCUS1355. https: /www.ncbi.nlm.nih.gov/pubmed/23724841

6. Mittal S, Mittal M, Montes JL, Farmer JP, Andermann F. Hypothalamic hamartomas. Part 1. Clinical, neuroimaging, and neurophysiological characteristics. *Neurosurg Focus.* 2013 Jun;34 (6): E6. doi:10.3171/2013.3.FOCUS1356. https:/www.ncbi.nlm.nih.gov/pubmed/23724840

7. Wait SD, Abla AA, Killroy BD, Nakaji P, Rekate HL. Surgical approaches to hypothalamic hamartomas. *Neurosurg Focus.* 2011 Feb; 30(2): E2. https://www. ncbi. nlm. nih. gov / pubmed/ 21374830

8. Wilfong AA, Curry DJ. Hypothalamic hamartomas: optimal approach to clinical evaluation and diagnosis. *Epilepsia.* 2013 Dec;54(Suppl 9): 109-114. doi:10.1111/epi.12454. https://www. ncbi. nlm.nih.gov/pubmed/24328883

9. Xu DS, Chen T, Hlubek RJ, et al. Magnetic resonance imaging-guided laser interstitial thermal therapy for the treatment of hypothalamic hamartomas: a retrospective review. *Neurosurgery.* 2018 Dec 1; 83(5): 1183-1192. doi: 10.1093 / neuros / nyx604. https://www. ncbi. nlm. nih. gov/ pubmed/29346599

Zoe E. Teton, Ahmed M. Raslan

第7章 海马硬化症

病例介绍

患者,女,37岁,在23岁第二次妊娠时首发癫痫,并与月经周期相关。癫痫发作时通常先有一种"似曾相识"的感觉,然后进展为部分癫痫,包括右侧视野的缺失和视觉减退、无法言语和右臂抽搐/僵硬。通常症状会全身化。癫痫在月经周期的第9~16天之间发生,随排卵期发生,每月发生一次或成串发作。患者曾因长期癫痫发作需要静脉注射苯二氮䓬类药物而经常到急诊室就诊。患者服用了多种抗癫痫药物(AED),包括双羟基丙戊酸酯、托吡酯、卡巴特罗和开普兰(一次最多3种药物),并尝试了各种激素避孕方案,但尚未能有效控制癫痫发作。

既往EEG示左侧颞叶异常;MRI示左侧颞叶内侧硬化,神经心理学检查提示,与视觉空间记忆相比,语言记忆存在缺陷。在癫痫监测病房(EMU)中行Ⅰ期视频EEG显示典型且频繁的左额颞叶棘波(F7/T3/Fp1)和偶然的左额颞叶慢波,总共捕获了4次癫痫发作。

问题

1. 可能的诊断是什么?适合采取哪种手术干预?
2. 在考虑癫痫手术之前,全面的癫痫检查包括哪些?
3. 现代癫痫中心可能采用哪些癫痫手术方式?

评估与治疗计划

该患者住院期间,对其以无创视频EEG监测进行了全面的术前癫痫检查和癫痫发作定位。建议所有患者都应接受全面的神经系统评估、发作间期EEG评估、高分辨率的脑癫痫序列磁共振以及术前神经心理学评估。根据现有结果,该患者患有原发性局灶性癫痫,起始病灶位于左颞叶内侧。在考虑癫痫手术之前,一定要完成全面的癫痫病灶定位,并通过多学科会诊一同对病例进行全面评估,在神经科医生、神经外科医生和患者之间就最合适的手术方式达成共识。在本病例中,MRI显示的左侧颞叶局灶性发作、左侧颞叶内侧硬化,以及与MRI一致的症状学和神经心理学评估,共同表明该患者患有颞叶内侧癫痫(MTLE)。选择性杏仁核海马切除术(SAHC)是合适的治疗方法。

问题

1. 如果在Ⅰ期监测中癫痫发作病灶定位不明显,那么对于该患者,下一步最合适的检查是什么?

2. 如果对该患者不适合行开放性切除手术,可选择的微创治疗方案有哪些?

病例总结:诊断要点

1. 在进行癫痫治疗手术之前,癫痫发作的症状学、影像学和视频EEG,对三者的评估必须一致。

2. 完整的术前癫痫检查除了包括上述评估还有神经精神评估,有时还包括颈内动脉异戊巴比妥钠试验或Wada试验。Wada试验用于评估对侧颞叶的记忆功能。如果数据未达到一致或癫痫发作病灶仍未确定,可能需要通过硬膜下皮层电极进行Ⅱ期监测或视频EEG,或通过深部电极进行立体定向脑电图(SEEG)。

3. 开放切除手术仍然是治疗颞叶硬化症和大多数颞叶癫痫(TLE)最有效的治疗方法。目前,较新的、更微创的治疗方案还包括激光间质热疗(LITT)和反应性神经刺激(RNS)。

决策

现有4种标准的癫痫手术方法。迷走神经刺激(VNS)可作为不适合手术切除的药物难治性癫痫患者的一种选择。但VNS在治疗失神性癫痫发作方面更为有效,而对于其他类型癫痫来说意义不大。

25%~50%的患者使用VNS时癫痫发作会减少50%[1-3]。RNS是一种定向的神经调节,适合治疗双侧颞叶癫痫发作的患者。RNS导线可以放置在双侧颞叶,并使用连续的皮质脑电图(ECoG)记录以确保RNS治疗由某一位置引起的癫痫发作。上述治疗都是可逆的,并随着时间的推移控制癫痫发作和改善认知。值得注意的是,它们都是姑息性治疗,很少能实现完全或接近完全的无癫痫发作。

对于这种非常明确的单一癫痫发作病灶,在将对认知的风险降到最低的情况下,切除[前颞叶切除(ATL)、SAHC]或消融(激光间质热疗SAHC)治疗是首选,因为这些手术实现无癫痫发作的可能性最大。当从解剖学和病理生理学能完全将病灶定位至颞叶内侧,在这种特殊情况下,首选的治疗是SAHC,而不是更为激进的ATL。长期使用AED药物会产生副作用,对比单纯药物治疗,手术更具优势的证据越来越多。对于早期MTLE患者,越来越倾向于选择切除手术[4]。

问题

1. 在SAHC中,最常用的手术入路是什么?

2. 有哪些可用的导航和立体定向技术可辅助对患者进行准确的靶点定位?

3. 此手术的最佳靶点是什么?

4. 与此手术相关的主要并发症是什么?

手术步骤

在SAHC,最常用的手术入路是本文描述的经颞中回经皮质入路[5,6]。替代方法包括经外侧裂和颞下入路。利用立体定向导航引导手术。规划阶段的初始目标应为颞角。在优势半球手术中,重要的是确认进入脑沟的入点与颞尖的距离<3cm。应在术前的磁共振成像中做基准标记。

在手术室进行常规全身麻醉和气管插管。在这些情况下,正确的定位是至关重要的。术者可直接定位海马体的后部,并保持整个手术入路的安全。患者取仰卧或侧卧位;该方法的关键是患者的头部定位,应严格横向定位,颞部水平与地面平行。标记头皮切口,计划的皮层入点应标记在头皮上。然后以标准方式头部备皮、铺垫巾,在切开皮肤前预防性使用抗生素。切口不需要延伸到上颞线以上,但要确保延伸到足够低,至少达到颧弓上方,以确保良好的术野。颅骨切除应达到颧骨根附近,打开硬脑膜,暴露术野,显露颞中回。

接下来,使用神经导航定位颞极后2.5~3cm的皮质切口区域,并注意避开血管。平行于颞上沟做一个2~3cm的皮质切口。然后在显微镜下进行操作,直到进入侧脑室的颞角。此时可以使用牵开器(两个)来保持最佳的术野。手术切除前的标记对该手术至关重要。杏仁核、脉络膜丛、海马(图7.1)和脉络膜裂应全部在脑室内侧下壁可见。然后,使用显微解剖和超声吸引进行海马和海马旁回的软膜下切除。保留海马沟以保护海马血管,从而保护脉络膜前动脉。应注意不要破坏软脑膜,以保护其下方的重要结构。解剖过程不得在脉络膜裂上方进行。神经导航术用于确认是否完全切除。最后,进行充分地冲洗并关颅(图7.2)。

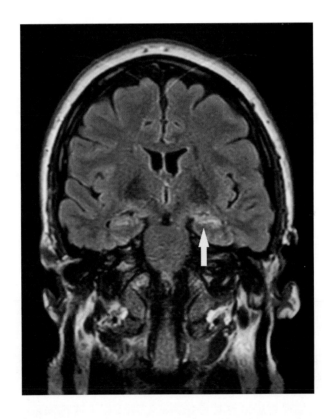

图7.1 磁共振冠状位T2FLAIR序列,提示左海马硬化(白色箭头所示)。

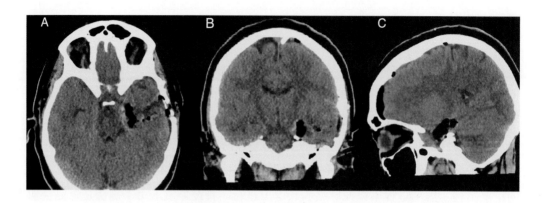

图 7.2 术后平扫 CT 扫描显示切除部位。(A)轴位,(B)冠状位,(C)矢状位。

病例总结:治疗要点

1. 脉络丛和颞角可以作为手术定位的标记。切除术应始终低于脉络丛的平面。颞角的位置应该通过神经导航定位:如果定位不到,记住,颞角通常位于颞中回表面以下 3cm 处。

2. 当手术入路受到限制时,将颞下回的小部分皮质切除有利于手术的开展。

要点

1. 另一种创伤较小的治疗方案是消融治疗,如通过 LITT 进行杏仁核海马切除术。激光消融术有一定前景,但治疗效果(无癫痫发作)通常不显著。因为认知损害的副作用较少,激光消融对优势半球颞叶癫痫患者可能会有益处[7](图 7.3)。

2. 如果患者的视频 EEG 评估显示颞叶有新皮质病灶,则 SAHC 不合适,应行标准的开放式 ATL。

3. 一般来说,如果视频 EEG 评估确定两个或两个以上明确的致癫痫区,就不再考虑 SAHC 的治疗。然而,消融术或切除术可能有助于消除非功能区的病灶,并可以与 RNS 联合作为一种整体的治疗策略。VNS 是非定位性癫痫发作患者的另一种手术选择,可能有助于降低癫痫发作的频率和严重程度。

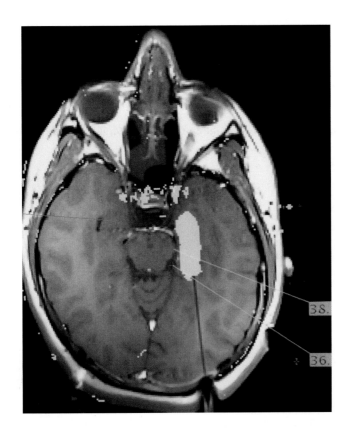

图 7.3　轴位 T1 增强扫描中,左颞叶激光消融对脑组织损伤估算范围的叠加图像。

护理

术后应进行神经系统评估,并进行头部 CT 扫描。手术后应立即恢复 AED 治疗,患者应进入神经重症监护病房接受密切监测。通常,患者接受观察 3~4 天后出院。

并发症及处理

SAHC 最常见的问题是切除不完全。切除范围的后方界限可以通过识别冠状位的丘脑来确定。术中的方向很重要。如果显露不足,尤其是前部和下部显露不足,会使切除方向向后、向上偏移而带来危险。这会过度显露并损害外侧裂、语言区和视辐射。脉络膜前动脉受损会造成暂时或永久性的神经系统功能缺陷。始终将切除范围局限在软脑膜以下,有助于避免造成缺陷。最后,术中应多次应用神经导航以免损伤大脑脚。

病例总结:并发症要点

1. 到目前为止,颞叶手术中最常见的并发症是视野缺损,在ATL手术中的发生率高达100%。这是因为Meyer环穿过侧脑室颞角的顶部和侧壁。而选择性切除手术并发症发生率往往较低,为36%~53%,并且,报告的病例往往情况不太严重。有文献报道,并发症发生率在颞下入路中甚至更低[5]。

2. 缺血也是SAHC的不良反应,而且实际上,发生缺血改变的概率远超过了有梗死症状的患者。有报道指出,近50%的SAHC患者发生了术后缺血,但没有人表现出梗死的临床症状[8]。对这些患者后续的神经心理学评估表明,当梗死发生在语言优势半球时,语言的流利性和语言理解能力基本不受影响,但语言记忆能力受到影响[5]。

证据与结果

颞叶癫痫是成人局灶性癫痫最常见的形式,其中80%的病例起源于海马[9]。海马硬化症(HS)是药物难治性癫痫的最常见原因,可接受手术治疗[9,10]。HS是整个海马星形胶质细胞增生和萎缩的结果,既是起源于该区域癫痫发作的原因,也是其结果。它也是仅通过药物治疗最难治愈的癫痫之一[5,10]。

2001年,Wiebe等人在《新英格兰医学杂志》上发表的一项随机对照试验(RCT)研究报道,具有里程碑式意义。他们在1年的随访中发现,ATL在预防认知损害性癫痫方面更有效(58%免受癫痫对比8%免受癫痫)[4]。尽管如此,仅有20%的药物难治性癫痫患者被转诊至综合性癫痫中心[11],每年仅有1.5%的等待手术的患者接受手术治疗[12]。自最初的里程碑式研究以来,癫痫的神经外科治疗已取得了显著进展,现在包括大范围切除、消融和神经调节治疗。

对于单侧颞叶癫痫的治疗,ATL仍然是实现癫痫控制的金标准。但是,该手术可能会导致认知功能障碍,其中高达100%病例出现工作记忆力障碍和视野缺损[13,14]。然而,相关的动物模型一致证明内侧颞叶对颞叶的致痫性至关重要。因此,SAHC作为一种手术选择,其拥有与ATL相同的癫痫发作控制效果,同时保留外侧新皮质、颞极和颞叶白质束,这样理论上可减少神经心理性副作用和相关疾病的发病率[5,6]。立体定向导航技术的发展使SAHC成为一种更安全、更易进行的替代ATL的方法,且具有与ATL接近的癫痫无发作率[6]。因此,SAHC之后最重要的结果是保证癫痫无发作,但迄今为止还没有将SAHC与药物治疗进行比较的随机对照试验。然而，常将ATL后的癫痫无发作率与SAHC后的癫痫无发作率进行比较。有两项大型、前瞻性的随机对照试验比较了颞叶手术和药物治疗在内侧颞叶癫痫中的治疗效果，结果显示手术组有58%~73%的患者实现癫痫无发作，而药物治疗组只有≤8%的患者实现癫痫无发作。

虽然癫痫无发作对患者来说至关重要，但如果手术导致该部位功能丧失，则这些获益可能会完全被抵消。Gleissner等人报道了140例接受SAHC后患者的认知功能改变（分别为3个月后和1年后）[15,16]。他们发现，近50%的患者在3个月后表现出一定程度的认知功能下降，当他们在1年后随访115例患者时，这种下降并没有改善。他们注意到术前表现是术后表现的首要预测因素。语言记忆缺陷是最常见的，但对于接受右侧手术的患者来说，这种影响并不明显。

（李岳轩 译　李卫国 校）

参考文献与延伸阅读

1. A randomized controlled trial of chronic vagus nerve stimulation for treatment of medically intractable seizures. The Vagus Nerve Stimulation Study Group. *Neurology* 1995;45: 224-230.

2. Ben-Menachem E, Hellstrom K, Waldton C, Augustinsson LE. Evaluation of refractory epilepsy treated with vagus nerve stimulation for up to 5 years. *Neurology* 1999;52: 1265-1267.

3. Ben-Menachem E, Revesz D, Simon BJ, Silberstein S. Surgically implanted and non-invasive vagus nerve stimulation: a review of efficacy, safety and tolerability. *European Journal of Neurology* 2015;22: 1260-1268.

4. Wiebe S, Blume WT, Girvin JP, et al. A randomized, controlled trial of surgery for temporal lobe epilepsy. *The New England Journal of Medicine* 2001;345: 311-318.

5. Hoyt AT, Smith KA. Selective amygdalohippocampectomy. *Neurosurgery Clinics of North America* 2016;27: 1-17.

6. Spencer D, Burchiel K. Selective amygdalohippocampectomy. *Journal of Epilepsy Research and Treatment* 2012;2012: 8.

7. Kang JY, Wu C, Tracey J, et al. Laser interstitial thermal therapy for medically intractable mesial temporal lobe epilepsy. *Epilepsia* 2016;57: 325-334.

8. Martens T, Merkel M, Holst B, et al. Vascular events after transsylvian selective amygdalohippocampectomy and impact on epilepsy outcome. *Epilepsia* 2014;55: 763-769.

9. Tatum W. Mesial temporal lobe epilepsy. *Journal of Clinical Neurophysiology* 2012;29:356-365.

10. Mathon B, Bedos Ulvin L, Adam C, et al. Surgical treatment for mesial temporal lobe epilepsy associated with hippocampal sclerosis. *Revue Neurologique* 2015;171: 315-325.

11. Labiner DM, Bagic AI, Herman ST, et al. Essential services, personnel, and facilities in specialized epilepsy centers-revised 2010 guidelines. *Epilepsia* 2010;51: 2322-2333.

12. Englot DJ, Ouyang D, Garcia PA, Barbaro NM, Chang EF Epilepsy surgery trends in the Unit-

ed States, 1990-2008. *Neurology* 2012;78: 1200-1206.

13. Ives-Deliperi VL, Butler JT. Naming outcomes of anterior temporal lobectomy in epilepsy patients: a systematic review of the literature. *Epilepsy & Behavior* 2012;24:194-198.

14. Potter JL, Schefft BK, Beebe DW, et al. Presurgical neuropsychological testing predicts cognitive and seizure outcomes after anterior temporal lobectomy. *Epilepsy & Behavior* 2009: 16: 246-253.

15. Gleissner U, Helmstaedter C, Schramm J, Elger CE. Memory outcome after selective amygdalohippocampectomy in patients with temporal lobe epilepsy: one-year follow-up. *Epilepsia* 2004; 45: 960-962.

16. Gleissner U, Helmstaedter C, Schramm J, Elger CE. Memory outcome after selective amygdalohippocampectomy: a study in 140 patients with temporal lobe epilepsy. *Epilepsia* 2002;43: 87-95.

第8章　新皮质癫痫

Zoe E. Teton, Ahmed M.Raslan

病例介绍

患者,女,28岁,右利手,自11岁起患有局灶性癫痫。典型临床表现包括听到"警报声"和有一种"极度敏感"的感觉,伴或不伴口咽部自动症、凝视和严重的"似曾相识"的感觉,有时由音乐触发。偶尔癫痫会进展为全身强直阵挛性(GTC)发作。这种癫痫发作一直是药物难治性的,而且由于副作用,患者无法耐受利必通和唑尼沙胺。目前采用的治疗药物是曲莱和开浦兰,但是,患者仍有暴发性的癫痫发作(每月高达18次)。

4年前,该患者在癫痫监护室(EMU)接受了为期2天的入院治疗,在EEG上捕捉到右前颞叶棘波,但没有癫痫发作。3年后,其再次进入EMU(5天),记录了3次典型的局灶性癫痫发作,均起源于右侧颞叶,发作间期常有右前颞叶棘波。患者随后接受了3T癫痫序列MRI,以及实验性7T MRI,两者均没有显示明显异常。发作间期PET评估显示颞叶前侧和内侧的摄取中等程度减少,右侧减少程度大于左侧。SPECT显示在一次全身强直阵挛发作(GTC)中,右颞叶起病的发作间期右颞叶棘波(图8.1)。

在一次多学科会诊中,医生们一致认为该患者具备手术适应证。然而,考虑到几个潜在的右半球病灶,建议进行脑深部电极置入的立体定向脑电图(SEEG)监测,主要覆盖右颞叶(内侧结构)、颞横回、岛叶、前扣带皮质和后扣带皮质。随后的8天,视频EEG监测记录显示,多数癫痫发作源自右颞叶内侧,随后迅速累及岛叶。脑电图还监测到位于前下颞叶内嗅皮质电极处频繁的节律性δ活动。

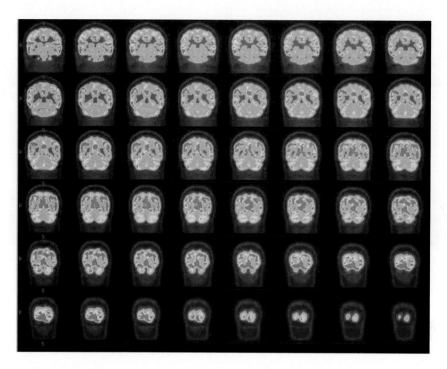

图8.1 发作间期PET显示颞叶的前侧和内侧摄取有中等程度的减少，右侧减少的程度大于左侧。

问题

1. 可能的诊断和适当的手术干预分别是怎样的？

2. 在考虑癫痫手术之前，全面的癫痫检查包括哪些？

3. 现代癫痫中心可能采用哪些癫痫手术方式？

评估与治疗计划

此为一个典型的、影像学正常的颞叶/边缘叶癫痫病例。此外，发作间期脑电图和症状学检查显示没有明确的发作区。临界性阳性SPECT检查提示右侧颞叶发病，但这不足以支持进行相应的手术。因此，建议使用SEEG进行Ⅱ期监测。此病例的SEEG覆盖岛叶、前扣带回、后扣带回和眶额皮质，还包括右侧颞叶（图8.2）。植入颅内电极的发作间期EEG显示，癫痫发作同时发生于内侧和新皮质颞叶，并波及岛叶和扣带回电极。在症状学中，音乐触发癫痫发作的特征，提示发作区可能位于颞横回附近

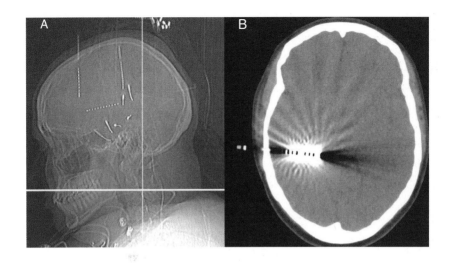

图8.2 立体定向脑电图。(A)矢状位X线片示多个右半球深部电极指向内侧颞叶、颞横回、岛叶、前扣带回和后扣带回。(B)轴位平扫CT显示位于右颞叶内侧的SEEG电极。

的新皮质。

　　患者神经心理评估证实非优势半球功能障碍,这与右侧SPECT/PET偏侧化、症状学和Ⅱ期监测数据共同指明右侧颞叶发作癫痫。在这种情况下,加之考虑到是新皮质癫痫,会诊医生一致认为右侧的前颞叶切除术(ATL)将带给患者治愈癫痫的最好机会。

问题

1. 如果Ⅱ期评估显示癫痫发作仅局限于内侧颞叶,那么最合适的手术干预是什么?

2. 如果Ⅱ期评估显示双颞叶癫痫发作,宜为患者推荐哪些微创治疗方案?

病例总结:诊断要点

1. 在进行癫痫治疗手术之前,癫痫发作的症状学、影像学和视频EEG,对三者的评估必须一致。

2. 一组完整的术前癫痫检查包括上述 3 项检查，以及神经精神评估，颈动脉内异戊巴比妥钠注射或 Wada 测试，必要时通过硬膜下表面电极进行颅内视频 EEG 或通过深部植入电极进行 SEEG。

3. 目前，开放式切除手术仍然是内侧颞叶硬化和多数颞叶癫痫（TLE）最有效的手术治疗，但也存在更新、更微创的治疗模式，如激光间质热疗（LITT）和反应性神经刺激（RNS）。

决策

对于那些不满足手术要求的难治性癫痫患者，有许多微创治疗方案可供选择。

迷走神经刺激（VNS）和 RNS 是可逆的非切除性治疗，有助于避免永久性切除或消融治疗带来的认知能力下降的副作用，并随着时间的推移控制癫痫发作而改善认知能力。尽管只有 24%~48% 的患者能够减少 50% 的癫痫发作，但 VNS 在治疗失神性癫痫发作方面确实有效。对于双侧发作的患者，RNS 是适合的靶向治疗策略，因为可将电极分别放在两侧。

虽然以上选择在某些患者中是可取的，但切除手术实现无癫痫发作的可能性最大，是具有明确、单一癫痫病灶的患者的首选治疗，既能安全切除病灶，也能将认知能力下降的风险降到最小。在这种情况下，如果患者的癫痫发作只发生在内侧颞叶，适合选择性杏仁核海马切除术（SAHC）或消融性治疗（如激光间质热 SAHC）。前颞叶切除术（ATL）的治疗效果与 SAHC 基本相同，但术后神经认知功能障碍率略高。与单纯的药物治疗相比，两者都表现出了良好的无癫痫发作率。

影像学正常但 SPECT/PET 阳性的患者是前颞叶切除术的候选患者，就像本病例的情况一样。然而，由于该患者癫痫发作的多种症状学特性和音乐诱发性，立体定向脑电图（SEEG）检查应继续。知道确切的皮质起始病灶很重要，在该病例中，是否保留颞横回是一个应该关心的问题。

问题

1. 海马后方切除范围的解剖学标志是什么？
2. 优势颞叶和非优势颞叶的切除长度分别应为多少？
3. 与该手术相关的主要并发症有哪些？

手术步骤

传统的ATL手术入路应包括3个主要步骤[1,2]：颞骨切开，切除部分新皮质，然后切除颞叶内侧结构。患者头部应由三钉式头架固定，上颌骨直接指向上方与头部成90°。切口应在耳屏前方，颧骨下方。切口呈弧形或问号形状，刚好在颞上线上方。颞肌和颞筋膜从颅骨表面剥离，翻向外侧。开颅路径应略微延伸至鳞状缝合上方，术者在蝶骨翼的前侧（"锁孔"附近）和颧骨根部正上方的颞鳞上钻孔。

切除颞叶新皮质应从外侧开始，然后显露颞角内侧，切除杏仁核和钩回。在此处，海马和副海马体是分离的，可由前向后整块切除。或者将海马和海马旁回用超声吸引，在原位通过内吞方式分块切除，对于位于海马隔膜的小的海马动静脉应在其最远端进行电凝和切割，以避免电凝损伤脉络膜前动脉在蛛网膜内的弯曲部分。后方切除的解剖学标志是丘状胶质板。切除长度应是从蝶骨大翼至颞中回剩余部分，在优势颞叶的4~4.5cm以内，在非优势颞叶的5~5.5cm以内。最后，对手术区域进行充分冲洗和标准的多层封闭关颅（图8.3）。

病例总结：治疗要点

1. 应注意保护下吻合静脉和颞基底静脉[2]。
2. 颞角和小脑幕硬脑膜均为重要的显影标志，可防止内侧过远的盲剥离。颞侧软脑膜应该作为保护层保留在重要的神经血管结构上。

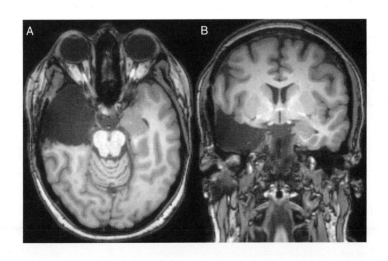

图8.3 术后MRI序列显示右前颞叶切除残腔(A)轴位和(B)冠状位视图。

替代性治疗方案

1.如果颅内视频 EEG 显示明显的单侧颞叶内侧起源,也可以通过 LITT 或 SAHC 进行氩氦冷冻消融(AHC)等消融治疗。

2.如果 SEEG 显示双侧颞叶起病,可以选择更微创的治疗方案,如 RNS 或 VNS。这两种方法都有助于降低癫痫发作的频率和严重程度。如果发现超过两个的明确致痫区域,可联合使用——消融术或切除术,以清除功能皮质以外的致痫灶,然后与 RNS 或 VNS 配合,以获得更全面的治疗策略。

护理

术后应进行神经系统检查和 CT 扫描。抗癫痫药物可在手术后立即恢复,患者应在神经重症监护室接受一夜密切的神经监测。通常,患者会住院 3~4 天。抗癫痫药物应在术前和术后持续使用。在 3~12 个月的癫痫无发作后,可逐渐减少用药量。

并发症及处理

手术病例的死亡率很低,在观察时间范围内发生率<1%。并发症的发病率约为 5%,但其中只有 1%~2% 是永久性的。最为常见的并发症是视野缺损,高达 50% 的患者会出现这种情况[2]。还可能有对侧视野象限盲的副作用(几乎普遍存在)。高达 50% 的患者,其神经心理功能可能恶化,导致认知和记忆能力下降,尤其是优势叶手术。另一方面,如果无癫痫发作,高达 1/3 病例的神经心理表现将得到改善。

病例总结:并发症要点

1. 在切除杏仁核时,使用神经导航有助于避免切开基底节区,但需要解剖标志来指导切除。观察颞角和小脑幕硬脑膜是很重要的,以避免过度向内侧解剖。

2. 应保留颞侧蛛网膜,以避免下方的神经血管结构受累。当接近这些结构时,应调低超声吸引强度。如果出血,使用吸收性明胶海绵或纤维止血剂,尽可能避免电凝。

3. 切除长度应在优势颞叶的 4~4.5cm 以内,在非优势颞叶的 5~5.5cm 以内。如果不确定是否为优势半球,应该进行功能磁共振成像。

证据与结果

颞叶癫痫(TLE)是成人定位相关癫痫最常见的形式[3]。80%的患者显示为颞叶内侧癫痫发作,其中新皮质TLE涵盖了更广泛的癫痫群体,其特征通常是先兆症状(极度敏感或似曾相识的感觉,类似于本病例),紧随其后的是对侧阵挛活动(常为泛发性)[4]。这种疾病的患者,高达30%使用药物无效。医学上的难治性癫痫定义为两种抗癫痫药物治疗均失败的患者,无论两种药物是作为单一治疗还是联合治疗顺序使用[2]。2001年,Wiebe等人进行了一项具有里程碑意义的随机对照试验,最终确定了手术治疗的优越性。该试验显示,在1年的随访中,手术比药物治疗有明显的获益,58%的手术患者保持无癫痫发作[5],而药物组只有8%的患者保持无癫痫发作。这一效果持续得到证实,60%~80%的ATL患者在随访研究中实现了无癫痫发作,而<5%的、只接受药物治疗的患者获得了同样的效果。ATL仍然被认为是实现癫痫无发作的金标准,但也伴随着一系列严重的认知缺陷[6,7]。Weibe等人通过研究ATL,提出了这样的想法——针对性较强的SAHC能够在保持认知能力的同时实现类似的癫痫无发作率[8]。在2013年的一项荟萃分析中,Josephson等人研究证实,与接受SAHC的患者相比,接受ATL的患者确实获得了统计学上更好的Engel I级预后,但指出这可能是以较高的神经心理缺陷为代价的[9]。虽然这项荟萃分析无法确定由于报道范式的异质性而带来的神经认知结果的差异程度,但这项研究强调了对癫痫患者群体行癫痫检查时,准确识别癫痫发作起始区(SOZ)的重要性。两种方法的并发症死亡率或严重神经功能障碍的发生率相当:ATL组为0~3.1%,SAHC组为0~2.4%[9]。

首次癫痫检查应包括长程的非侵入性体表EEG监测,此为I期评估。然而,在大约25%的病例中,这不足以确定SOZ,在这些情况下,需要进行II期长程颅内监测[10]。II期监测可以使用硬膜下条状电极实现,但现已高度依赖SEEG[11,12]。两种方法之间的主要区别是SEEG允许在大脑内的三维空间进行探索,并且可以记录皮质下癫痫活动,SEEG不对相邻的皮质进行取样,而是根据合理的术前假设,利用预先确定的和特定的定向区域[13]。通常认为,SEEG优于放置硬膜下电极,因为SEEG的放置是微创的,不需要硬膜下电极放置所需的大型开颅手术,且并发症发生率相对较低[13]。SEEG评估是为了确定①SOZ;②更广泛的癫痫网络(这可以简单地定义为靠近SOZ的大脑区域,或者更广泛地可包括远侧区域,甚至是SOZ的对侧区域);③任何可能毗邻SOZ的功能皮质;④SOZ周围的"正常大脑"区域的构成[13]。如果SEEG评估确定SOZ涉及外侧新皮质,那么就不能选择SAHC治疗,考虑转为ATL治疗(如本文介绍的情况)。

在并发症发生率方面,SEEG明显低于放置硬膜下电极(条状或网格状),前者临床显著出血率<1%,感染率<4%[14,15]。

(孙金兴 译 李卫国 校)

参考文献与延伸阅读

1. Elliott RE, Bollo RJ, Berliner JL, et al. Anterior temporal lobectomy with amygdalohippocampectomy for mesial temporal sclerosis: predictors of long-term seizure control. *Journal of Neurosurgery*. 2013;119(2): 261-272.

2. Schaller K, Cabrilo I. Anterior temporal lobectomy. *Acta Neurochirurgica*.2016;158(1): 161-166.

3. Tatum WO 4th. Mesial temporal lobe epilepsy. *Journal of Clinical Neurophysiology: Official Publication of the American Electroencephalographic Society*. 2012;29(5): 356-365.

4. Kennedy JD, Schuele SU. Neocortical temporal lobe epilepsy. *Journal of Clinical Neurophysiology: Official Publication of the American Electroencephalographic Society*. 2012; 29(5): 366-370.

5. Wiebe S, Blume WT, Girvin JP, Eliasziw M. A randomized, controlled trial of surgery for temporal-lobe epilepsy. *The New England Journal of Medicine*. 2001;345(5): 311-318.

6. Ives-Deliperi VL, Butler JT. Naming outcomes of anterior temporal lobectomy in epilepsy patients: a systematic review of the literature. *Epilepsy & Behavior*. 2012;24(2):194-198.

7. Potter JL, Schefft BK, Beebe DW, Howe SR, Yeh HS, Privitera MD. Presurgical neuropsychological testing predicts cognitive and seizure outcomes after anterior temporal lobectomy. *Epilepsy & Behavior*. 2009;16(2): 246-253.

8. Spencer D, Burchiel K. Selective amygdalohippocampectomy. *Epilepsy Research and Treatment*. 2012;2012: 382095.

9. Josephson CB, Dykeman J, Fiest KM, et al. Systematic review and meta-analysis of standard vs. selective temporal lobe epilepsy surgery. *Neurology*. 2013;80(18): 1669-1676.

10. Diehl B, Luders HO. Temporal lobe epilepsy: when are invasive recordings needed? *Epilepsia*. 2000;41(Suppl 3): S61-S74.

11. Bancaud J, Angelergues R, Bernouilli C, et al. Functional stereotaxic exploration (SEEG) of epilepsy. *Electroencephalography and Clinical Neurophysiology*. 1970;28(1): 85-86.

12. Talairach J, Bancaud J, Bonis A, Szikla G, Tournoux P. Functional stereotaxic exploration of epilepsy. *Confinia Neurologica*. 1962;22: 328-331.

13. Kalamangalam GP, Tandon N. Stereo-EEG implantation strategy. *Journal of Clinical Neurophysiology: Official Publication of the American Electroencephalographic Society*. 201633(6): 483-489.

14. Gonzalez-Martinez J, Mullin J, Vadera S, et al. Stereotactic placement of depth electrodes in medically intractable epilepsy. *Journal of Neurosurgery*. 2014;120(3): 639-644.

15. Schmidt RF Wu C, Lang MJ, et al. Complications of subdural and depth electrodes in 269 patients undergoing 317 procedures for invasive monitoring in epilepsy *Epilepsia*. 2016;57(10): 1697-1708.

第9章　双颞局灶性癫痫

Allen L. Ho, Casey H. Halpern

病例介绍

患者,男,28岁,17岁时首次癫痫发作。发作特点为全身强直性痉挛发作,从一开始的先兆感觉,如眼前闪光、恶心和意识模糊,发展为无反应状态。每次癫痫发作持续<5分钟。大概每周发作一次,但有时成串出现,频率随着病程进展而增加。患者曾服用多种抗癫痫药物(AED),包括拉莫三嗪、开浦兰和奥卡西平,现在主要服用丙戊酸。丙戊酸药虽然减轻了他癫痫发作的严重程度,但不能减少发作的频率。

在最初的评估中,MRI没有显示出明显的异常。发作间期FDG-PET评估显示左前颞叶轻度代谢活动减退。在一项神经精神病学评估中,他的右手在运动测试中的表现较差,左半球执行任务更加困难。这对于鉴别左右颞区功能轻度损伤具有重要意义。患者配合完成了几项常规的EEG监测,结果显示偶发的双颞叶棘波和罕见的左颞叶慢波。他在癫痫监护室(EMU)接受Ⅰ期视频脑电图评估,结果显示左颞叶间歇性慢波;在T1~T3和T2~T4频繁出现棘波;在18次右侧颞叶癫痫发作中,8次可能是由于左侧颞叶前哨棘波的存在而引起左侧发作。经癫痫多学科会诊商讨后,决定对患者行Ⅱ期SEEG,并放置双侧眶额和前后颞(海马)深部电极,以定位癫痫发作病灶。此Ⅱ期评估(3天)出现的大量双颞叶棘波具有重要意义,在左侧海马后部和右侧海马前部都出现了该棘波。患者还经历了9次单纯的部分性癫痫发作,其中6次右侧海马和3次左侧海马。尽管右侧海马癫痫发作次数较多,但在左侧海马中,棘波的发生率大约是右侧的5倍。

问题

1. 可能的诊断是什么？应该采取哪种适当的手术干预？

2. 在考虑手术之前,全面的癫痫评估包括哪些？

3. 现代癫痫中心可能采用哪些癫痫手术方式？

评估与治疗计划

患者已通过Ⅰ期(无创视频脑电图)和Ⅱ期(有创性皮质／深部电极视频脑电图)监测,并配合完成全面的术前癫痫评估和癫痫发作定位检查(图9.1)。根据现有数据,患者患有非病灶性局灶性癫痫,双侧颞叶发作。在考虑癫痫手术之前,必须完成全面的癫痫病灶定位,以及与多学科会诊成员共同进行全面的检查和数据评估。最后,在神经学医生、神经外科医生和患者之间就最合适的手术方式达成共识。针对本病例,鉴于双颞的病变,专家一致认为,反应性神经刺激(RNS)是对该患者最合适的治疗方法。

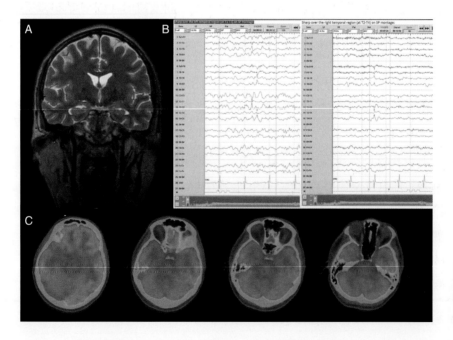

图9.1　术前诊断评估。(A)MRI显示双侧海马和颞叶外观正常。(B)视频脑电图评估的样本,展示了左侧(左图)T1~T3和T2~T4上的宽视野棘波,以及右侧(右图)T2~T4上的棘波发作间期活动。(C)发作间期,FDG-PET显示左前颞叶代谢活动轻度降低。

问题

1. 如果没有第Ⅱ阶段的评估,最合适的手术干预措施是什么?

2. 与其他消融疗法相比,RNS效果如何?

病例总结:诊断要点

1. 在进行癫痫治疗手术之前,癫痫发作的症状学、影像学和视频EEG,对三者的评估必须一致。

2. 完整的术前癫痫评估包括上述3项检查,以及神经精神病评估、颈内动脉异戊巴比妥钠试验或Wada测试,必要时通过硬膜下表面电极进行颅内视频EEG或通过深部电极进行SEEG。

3. 目前,开放切除手术仍然是治疗颞叶内侧硬化和大多数颞叶癫痫的最有效的手术治疗方法,但也存在较新的、更微创的治疗方法如激光间质热疗(LITT)和反应性神经刺激(RNS)。

决策

现今有4种标准的癫痫外科治疗方法。一般来说,如果有明确的单一致病灶,能被安全切除且造成认知功能下降的风险小,那么切除[前颞叶切除术(ATL)、选择性杏仁核海马切除术]或消融(激光间质热选择性杏仁核海马切除术)治疗是合适的,最有可能实现无癫痫发作。然而,在该患者的第Ⅱ阶段评估提示为双侧颞叶发作,切除和消融手术都是不合适的。迷走神经刺激(VNS)可作为药物难治性患者的替代性选择。VNS在治疗失神性癫痫发作方面最有效,而对于其他类型癫痫来说,VNS可一定程度地降低发作程度,但难以显著地降低发作频率。RNS是一种定向的、有神经调节作用的方法,于该患者是最佳治疗方法。考虑到双侧颞叶发作,可将RNS电极置于双侧颞叶。长期皮质脑电图(ECoG)可以记录和介导刺激治疗双侧颞叶癫痫。此疗法是可逆的、非切除性的,随着时间的推移控制癫痫发作并能改善认知。该疗法对颞叶内侧癫痫和非颞叶内侧癫痫均有较好的长期疗效。

问题

1. 对本患者,最佳RNS电极位置和配置是什么?
2. 哪些导航和立体定向技术有助于准确放置电极?
3. 与该手术相关的主要并发症有哪些?

手术步骤

颞叶癫痫治疗的RNS电极放置有多种选择,常见的方式为沿海马长轴放置两个纵向深部电极,远端置于杏仁核或海马中。目前的RNS系统只能连接两个电极。对于颞叶癫痫,有多种深部电极和条状电极的配置选择。通常,会放置额外的电极,但不连接,以便将来实现RNS升级(可容纳两个以上导线)。深部电极的立体定向放置也有几种选择,包括基于框架的、无框架的和机器人立体定向系统。根据立体定向技术,影像学引导可能是必要的,术中CT成像有助于图像配准和电极放置定位。

考虑到需行开颅手术安装RNS装置,术中CT配准的无框架系统可能是保持立体定向准确性最简单的技术。步骤为:患者进入手术室,接受全身气管内麻醉。取俯卧位,头部保持中立,以头架固定,颈部稍微伸展,床头抬高,以便行小骨瓣顶骨开颅。弧弓固定在头架,通过术中CT进行整个颅脑CT扫描。然后,将该扫描与术前磁共振扫描自动配准。

在图像指导软件中确定双侧海马靶点,并在头皮上标记双侧枕骨入点。规划切口形状及位置,以便在顶骨区域行精准的开颅手术,通过单独的切口或同侧连通的手术切口来放置顶部的RNS系统。然后,以标准方式头部备皮,准备,铺垫巾,在切开前预防性使用抗生素。

通常,这两根电极都是在开颅植入RNS之前放置的。应在入口点上做一个小切口,用vertele计划系统制订手术计划,做一个3mm的骨孔。放置一个引导套管,然后将导线通过套管推进到靶点位置,然后移除套管。使用一个小的电极盖将导线固定在颅骨上,并在对侧重复同样的过程。

接下来,做一个顶叶切口来放置刺激器。开颅应以模板为引导以适应套管。套管以4mm的螺丝固定,并通过骨膜下隧道将导线引至RNS装置,并将装置固定在套管内。多余的导线被盘绕在远离装置的皮下袋内。确认阻抗是正常的,并进行ECoG检查以获得单个的电极记录(图9.2)。最后,充分冲洗伤口,按照标准方式关颅(图9.3)。

病例总结与治疗要点

1. RNS治疗颞叶癫痫的优势之一是,如果考虑为双侧发作,其能够监测放置在双侧大脑半球的电极。沿着海马长轴放置电极是标准置入方式。对相当多的颞叶内侧癫痫发作的患者来说,双侧RNS可能提示与之前诊断不同的发作偏侧化。

2. 鉴于多数患者要经历二次手术,手术切口的设计应充分考虑电极和连接线的放置,便于几年后更换RNS电池,外科医生倾向于C形切口,该切口可以避免导线或连接点与装置重叠,以便于在二次手术中放置RNS。

3. 对于癫痫定位困难或反复发作的复杂病例,放置两个以上的电极可能会有益处。这将允许在本单元切换电极连接,而不需要过多的显露。从这个思路看,RNS设备的未来迭代也可能需要更多电极,从而允许两个以上电极进行记录/刺激。

要点

1. 如果颅内视频脑电图评估显示明确的单侧颞叶发作,行消融治疗也是合理的,例如,通过LITT行杏仁核毁损术、标准开放式ATL或选择性杏仁核毁损术。

2. 一般来说,如果颅内视频脑电图评估确定了两个以上致痫区,可能不再支持使用RNS进行治疗。消融或切除手术可用来清除皮质功能区以外的病灶,并可与RNS配合作为整体治疗策略。VNS是不可定位性癫痫患者的一种手术选择,有助于降低癫痫发作的频率和严重程度。

护理

如果术中未行头部CT扫描,术后,对患者应行CT扫描,以确认电极的位置并排除颅内出血。患者术后应被送入重症监护室或神经外科监护室接受神经监测。应立即恢复抗癫痫药物,并应完成一个完整的24小时预防性抗生素疗程。术后住院经过24小时的治疗,如果患者其他方面稳定并符合正常出院标准,则可出院回家。考虑到植入物的存在,术后注意切口护理。

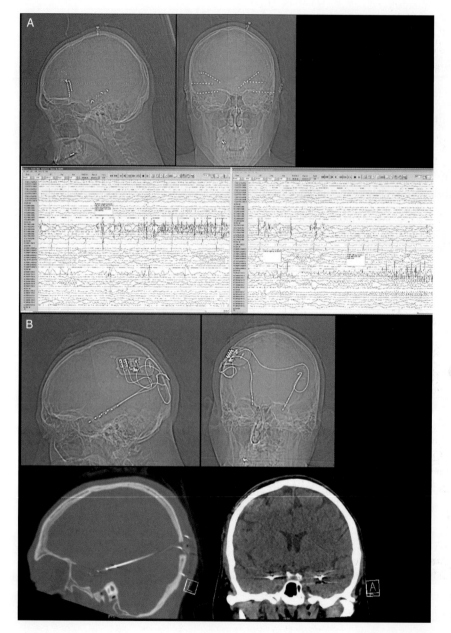

图 9.2 外科诊断评估和 RNS 放置。(A)侧位和正位颅骨 X 线片示双侧额叶和颞叶立体定向深部脑电图电极的位置(上图)。深部脑电图评估(左下图),显示右侧海马导联出现单纯的部分性癫痫发作。深部脑电图评估(右下图),显示左侧海马导联出现单纯的部分性癫痫发作。(B)侧位和正位颅骨 X 线片显示双侧颞叶海马 RNS 导联的位置(上图)。矢状位和冠状位 CT 扫描显示 RNS 导联的底部。

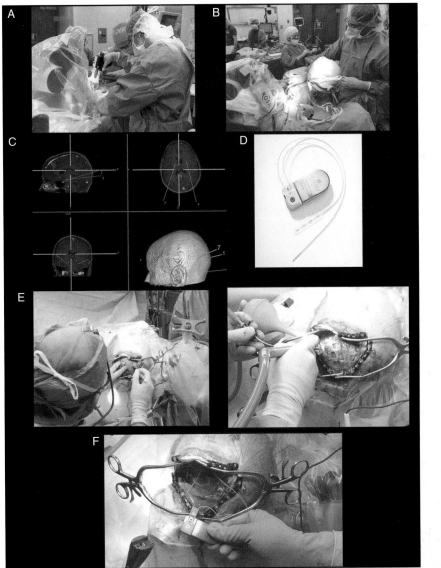

图9.3 RNS计划和电极放置的操作技术。(A)和(B)应用ROSA机器人放置立体定向深部脑电图电极进行颅内视频深部脑电图评估。(C)双侧海马RNS深部电极放置计划软件。(D)带有附件和深部电极的RNS装置。(E)RNS模板——引导计划和完成开颅并放置套管。(F)在植入之前将先前放置的电极连接到RNS。

并发症及处理

在最初的试验队列中，术后颅内出血率为3%，其中半数者需要手术将出血清除。如果出现颅内出血，应将患者送往ICU进行密切的神经监测，并定期进行CT扫描，监测出血情况。硬膜外或大量硬膜下或脑内出血需要手术清除。在最初的试验队列中，总感染率为5%。这些感染中有50%术后立即出现，另外50%发生在术后一段时间，原因是癫痫发作导致的刀口撕开引起的继发感染。50%的感染患者最终植入物保留成功[1]。考虑到植入物感染的问题，任何进展到真皮层深部的深层组织感染都应该探查明晰，必要时将植入物取出。

病例总结：并发症要点

1. 良好的深部电极和表面电极植入计划是避免颅内出血的关键。出血最常发生在表面皮质静脉，所以硬脑膜和皮质切入点的选择必须牢记这一点。高分辨率血管成像方案（如CT血管造影、磁共振血管成像或数字减影血管成像）结合MRI进行手术路径计划，有助于避免损伤皮质静脉、避免横穿脑沟，或者损伤脑室或较大的脑实质内血管而导致颅内出血。

2. 考虑到此为植入性手术，感染及其后遗症的风险比多数其他切除或消融性癫痫手术更高。大型RNS研究显示，感染率约为5%，其中50%的患者需要取出植入物。其中，许多患者术前接受的视频脑电图监测，是将颅内电极与外部监测仪相接，可能使切口受到污染；因此，谨慎的做法是在完成颅内监测后等待一段时间（几周到几个月），再永久植入RNS装置，以避免伤口感染。

证据与结果

目前，尽管有大量的抗癫痫药物，然而在美国，仍有超过80万人患有癫痫[2]。两次抗癫痫药物治疗失败后，药物治疗癫痫控制率<5%[3]。对这些药物难治性癫痫患者来说，在综合癫痫中心（CEC）接受癫痫定位并考虑癫痫手术是最合适的方法。2001年，Wiebe等人在《新英格兰医学杂志》发表的一项随机对照试验研究报道，具有里程碑式意义。他们在1年的随访中发现，与单纯药物治疗相比，ALT在预防认知损害性癫痫方面更有效（58%的无癫痫发作对比8%的无癫痫发作）[4]。尽管如此，仅有20%的药物难治性患者被转诊至综合性癫痫中心[5]，每年10万例适合手术的患者中只有1500

例接受了手术[6]。

从最初的里程碑式的研究以来,癫痫的神经外科治疗已取得了显著进度,现在包括大范围切除、消融和神经调节治疗。对于单侧颞叶癫痫的治疗,ATL仍然是实现癫痫控制的金标准。然而,ATL术后,可以看到患者有明显的认知功能下降,包括记忆功能障碍[7,8]。RNS根据癫痫患者长期的脑电图信息,在发作前中断由刺激驱动的癫痫发作,并可以避免产生类似于消融和切除手术的认知副作用。

2011年,关于RNS的首个多中心、双盲、随机对照试验研究报道发表。这项研究表明,与假手术组相比,RNS治疗的患者,癫痫发作显著减少(RNS治疗组减少37.9%,假手术组减少17.3%,$P=0.012$)。生活质量也有显著改善,情绪问题或神经心理功能没有恶化[9,10]。

反应性神经刺激是一种动态疗法,可随着时间的推移调整刺激参数,在7年的随访中,癫痫发作减少的中位数改善至72%[11]。特别是在非颞叶内侧癫痫患者中,癫痫发作减少的中位数改善至70%,改善率为68%(减幅超过50%)[12]。在单侧发作中,对于颞叶内侧发作的患者,有相当数量患者的双侧RNS显示出与以前诊断结果不同的癫痫发作偏侧化。术前确诊为单侧起病的患者,有64%有双侧起病。术前确诊为双侧起病的患者,有13%只有单侧起病。最后,对32%的患者进行>4周的监测,可发现双侧颞叶内侧硬化的癫痫发作[13]。

（李珍柯　译　李卫国　校）

参考文献与延伸阅读

1. Bergey GK, Morrell MJ, Mizrahi EM, et al. Long-term treatment with responsive brain stimulation in adults with refractory partial seizures. *Neurology*. 2015; 84(8): 810-817. doi:10.1212/WNL.0000000000001280

2. Hesdorffer DC, Beck V, Begley CE, et al. Research implications of the Institute of Medicine Report, Epilepsy Across the Spectrum: Promoting Health and Understanding. *Epilepsia*. 2013: 54(2):207-216. doi:10.1111/epi.12056

3. Brodie MJ, Sills GJ. Combining antiepileptic drugs-rational polytherapy? *Seizure*. 2011;20(5): 369-375. doi:10.1016/j.seizure.2011.01.004

4. Wiebe S, Blume WT, Girvin JP, Eliasziw M, Effectiveness and Efficiency of Surgery for Temporal Lobe Epilepsy Study Group. A randomized, controlled trial of surgery for temporal- lobe epilepsy. *N Engl J Med*. 2001;345(5): 311-318. doi:10.1056/NEJM200108023450501

5. L abiner DM, Bagic AI, Herman ST, et al. Essential services, personnel, and facilities in specialized epilepsy centers-revised 2010 guidelines. *Epilepsia*. 2010;51(11): 2322-2333. doi:10.1111/

j.1528-1167.2010.02648.x

6. Englot DJ, Ouyang D, Garcia PA, Barbaro NM, Chang EF. Epilepsy surgery trends in the United States, 1990-2008. *Neurology.* 2012;78(16): 1200-1206. doi:10.1212/ WNL.0b013e318250d7ea

7. Potter JL, Schefft BK, Beebe DW, Howe SR, Yeh H, Privitera MD. Presurgical neuropsychological testing predicts cognitive and seizure outcomes after anterior temporal lobectomy. *Epilepsy Behav.*2009;16(2): 246-253. doi:10.1016/j.yebeh.2009.07.007

8. Ives-Deliperi VL, Butler JT. Naming outcomes of anterior temporal lobectomy in epilepsy patients: a systematic review of the literature. *Epilepsy Behav.* 2012;24(2):194-198. doi:10.1016/j.yebeh.2012.04.115

9. Morrell MJ, RNS System in Epilepsy Study Group. Responsive cortical stimulation for the treatment of medically intractable partial epilepsy. *Neurology.* 2011; 77(13): 1295-1304. doi: 10.1212/WNL.0b013e3182302056

10. Meador KJ, Kapur R, Loring DW, Kanner AM, Morrell MJ, RNS@ System Pivotal Trial Investigators. Quality of life and mood in patients with medically intractable epilepsy treated with targeted responsive neurostimulation. *Epilepsy Behav.* 2015;45: 242-247. doi: 10.1016/ j.yebeh.2015.01.012

11. Geller EB, Skarpaas TL, Gross RE, et al. Brain-responsive neurostimulation in patients with medically intractable mesial temporal lobe epilepsy. *Epilepsia.* 2017: 58(6): 994-1004. doi: 10.1111/epi.13740

12. Jobst BC, Kapur R, Barkley GL, et al. Brain-responsive neurostimulation in patients with medically intractable seizures arising from eloquent and other neocortical areas. *Epilepsia.* 2017;58 (6): 1005-1014. doi:10.1111/epi.13739

13. King-Stephens D, Mirro E, Weber PB, et al. Lateralization of mesial temporal lobe epilepsy with chronic ambulatory electrocorticography. *Epilepsia.* 2015; 56(6): 959-967. doi: 10.1111/ epi.13010

第10章

皮质发育不良伴颞叶外侧癫痫

Nathan R. Selden

病例介绍

患儿,女,6岁,右利手,有2年的癫痫病史,甲琥胺、氯氮平和生酮饮食治疗均对其无效。在用甲琥胺治疗时,患儿出现了乏力的副作应。她也接受过唑尼沙胺、托吡酯、左乙拉西坦、苯妥英钠、苯巴比妥、奥卡西平、丙戊酸钠、氯硝西泮和吡哆醇等药物治疗。自从4岁癫痫发作后,癫痫从未得到过有效控制,无热性惊厥史。

在神经外科会诊时,她平均每天有8次癫痫发作,白天和夜间发作次数均等。典型的发作症状为双下肢交叉(剪刀腿)、眼球偏斜、瞳孔扩大和意识改变。在住院期间,对以上症状已使用视频脑电监测进行了仔细记录。

神经系统检查显示该患儿有轻度言语迟钝和社交障碍,脑神经及全身神经系统检查正常。她没有服用任何与癫痫无关的药物,也没有明显的药物过敏史。她4岁时接受了1.5T MRI扫描,报告显示正常。

> ## 问题
>
> 1. 根据其年龄和癫痫症状,能否对患儿的药物难治性癫痫最可能的病因进行鉴别诊断?
> 2. 如果单纯持续用药物和饮食治疗,其癫痫的自然病程会是怎样?
> 3. 适合患儿的影像学检查是哪种?
> 4. 适合患儿的电生理检查和功能检查分别是?

评估与治疗计划

患儿无发热惊厥史,也无光环状的幻象、胃气上升感、咂嘴或其他颞叶癫痫等症状和体征,故提示不是颞叶外致痫灶。在没有脑梗死、感染、严重脑外伤、进展性脑病或其他致病事件的儿童中,最有可能的诊断为局灶性癫痫,常见的是皮质发育畸形(MCD),尤其是局灶性皮质发育不良(FCD)。FCD最初由Taylor根据气球样细胞存在与否进行分类,随后,Palmini进行了更系统地分类。2011年,国际抗癫痫联盟(ILEA)发布了分类报告,这份报告被著名学者Blumcke(报告作者之一)经常提及。该分类于2018年进一步完善,将FCD分为3种类型。Ⅰ型是指单独的皮质分层异常(径向、切向或两者兼有);Ⅱ型是指具有异形神经元(Ⅱa型),或者异形神经元兼具气球样细胞(Ⅱb型)的FCD;Ⅲ型是指与早期原发性脑异常相关的皮质发育不良:海马硬化、神经胶质或神经胶质瘤、血管畸形或其他。Ⅱ型FCD往往会导致最具进展性和难治的癫痫发作模式。但幸运的是,外科手术对这类癫痫灶(尤其是气球样细胞或Ⅱb型FCD)效果也是最好的。

由于该年龄的髓鞘形成不成熟,且1.5T MRI的敏感性较低,因此对于年龄偏小的患者,1.5T磁共振成像正常并不能排除皮质发育不良。即使存在,皮质发育不良通常也是MRI上的一个细微发现。使用专用的多平面癫痫序列,以3.0T磁共振重复成像,并由癫痫中心的神经放射科医生进行复查,结果显示额下回可能存在Ⅰ型或Ⅱ型FCD(图10.1)。

EEG显示轻度广泛性慢波,伴有多灶性独立棘波活动,以右额叶为著。发作间期脑电图可诊断局灶性或部分性癫痫发作,伴偏侧化不良,提示病灶位于深部。鉴于EEG未能明确癫痫发作的偏侧性,使用SPECT与MRI(SISCOM)配准的功能成像,以进一步定位癫痫发作。SISCOM显示致痫灶可能位于右侧额下回(图10.2)。神经心理学评估显示轻度神经认知障碍,包括对非语言性问题的解决和推理的显著困难。

病例总结:诊断要点

1. 癫痫症状学和详细的神经系统检查通常对准确定位致痫灶起关键作用。

2. 在专家指导下使用至少两种抗癫痫药物而治疗失败的儿童,多数无法控制癫痫发作,并且会因为持续的癫痫发作和药物的副作用而经历终身发育不良和神经损伤。在这类儿童中,癫痫手术往往是重获健康的唯一希望。

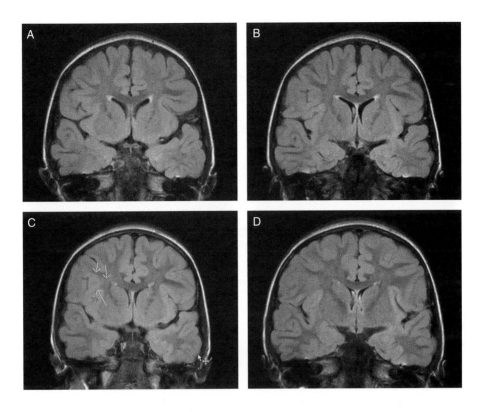

图10.1 患儿4岁时大脑的磁共振成像(A和B)未能清楚地显示右额叶皮质发育不良。6岁时的3.0T MRI(C和D)显示额叶下回皮质模糊,并且深部有一条发育不良的尾延伸至侧脑室的额角(箭头所示)。

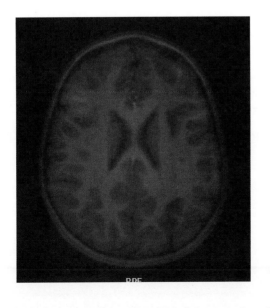

图10.2 发作间期SPECT成像扣除发作间期状态(SISCOM)显示右额叶盖部可能是致痫灶。

3. 适当的癫痫影像和功能测试依赖先进的住院癫痫发作监测系统、神经影像设备、儿童神经心理学、SPECT 或 PET 成像和电生理学。一些癫痫中心还会进行额外的测试,包括高密度脑电图或脑磁图(MEG)检查。

4. 所有手术计划均应由跨学科癫痫委员会的专家团队做最终决定。

问题

1. 这些临床、放射学和电生理学的发现如何辅助手术计划的制订?

2. 患者的年龄如何影响病灶定位和手术治疗方案的制订?

决策

在这些研究的基础上,由儿科神经内科医生、神经放射医生、儿科神经外科医生、神经心理医生和护士组成的跨学科癫痫专家团队,建议分两步完成手术治疗,首先在皮质和脑深部植入电极,以定位病灶,然后拔除电极并切除可能的致痫皮质。期间再次进行详细的侵入性颅内脑电图检查,此项检查特别适用于无法配合术中皮质电刺激的儿童。在检查期间,医师会停止使用癫痫药物以准确绘制癫痫发作起始区域。侵入性颅内脑电图检查即便在合作性相对较差的儿童患者中,也有足够的时间实现皮质的电刺激,以定位运动或语言功能区。电刺激的目标是确定一个切除范围,以此制订的手术范围既能控制癫痫,让患者脱离药物,也能保护重要的神经功能。

问题

1. 使用哪种类型的颅内电极,既可覆盖脑凸面的病变,也可深入至脑室室管膜表面的病变?

2. 对于可能不配合的幼龄患者,如何安全地固定颅内电极?

手术步骤

步骤 1

在完成 Foley 导管导尿、建立静脉双通路和动脉置管等准备后行全身麻醉,植入颅内电极。由于硬膜下需预留广泛的空间来植入硬件,所以大脑松弛极为重要。术中使用无框架导航确保电极在预设的位置。在选择适合年龄段的头架固定头部并进行导航注册后,给予抗生素,并在高渗盐水或甘露醇中选其一进行静脉注射。在手术期间可进行血气分析以监测是否有低碳酸血症。

在本病例中,拟行一个大的双冠状切口,在右额颞部做大面积皮瓣。将颞肌筋膜与头皮切口对齐,颞肌向前和向后牵拉开。在计划监测的区域,蝶骨大翼前下方开一个额颞骨瓣。做一矩形硬脑膜瓣并向前翻开。轻触暴露的额叶,可以发现在额下回盖部有一个轻微硬化的区域。该区域和所有植入电极的区域由参与手术的癫痫内科医生绘制在患者的脑图谱上。

为了覆盖病变的深部,在立体定向引导下置入三根深部电极,从皮质发育不良的表面边缘延伸到室管膜表面附近。将电极在皮质表面弯曲,向后延展,并缝合固定在硬脑膜边缘。然后将64触点的硬膜下皮质电极放置在暴露的皮质上,并通过导航确认其位置。皮质电极也用缝线小心地固定在硬脑膜边缘。缝合硬脑膜后,使用标准钛片和螺钉将骨瓣在硬脑膜密封胶贴片上复位。另外安置4个螺钉在骨瓣的各个边缘,且远离其他植入物,以便螺钉在术后CT上容易被辨别出来。然后将每个EEG导线通过隧道连接到远离切口的出口位置,使用荷包缝合,且在每次旋转后反复系紧以防止滑动,并固定在皮肤上。为了保护导线,将其包裹在一段1英寸(约为2.54cm)长的红色橡胶导管中。每根导线出口部位周围的硬脑膜密封片和荷包缝合带对防止电极周围的脑脊液漏和预防脑膜炎都非常重要。最后按标准流程缝合头皮。

在第一次手术后,立即进行CT扫描和三维重建排除并发症的发生,或防止出现皮质电极的占位效应,并且与术前的MRI融合后再把电极位置在影像中重建定位。此外,CT重建本身可以用来为第二次手术注册导航,使用4个颅外螺钉作为内部(高精度的)基准,此操作特别重要,因为在第一次手术后通常会出现头皮肿胀。

步骤2

将患者再送至手术室。术前准备、体位和其他准备工作与第一次手术相同。在手术开始之前不必先注册导航系统。打开之前皮瓣后,以术中放置的4个颅骨螺钉作为基准来注册和融合CT-MRI导航。然后移除骨瓣并重新打开硬脑膜,应注意所有连接到硬脑膜边缘的监测电极,防止其移动。与神经内科医生一同制订被电极覆盖的拟切除范围,并确定与之邻近的相关脑沟解剖结构。将要切的脑回边缘用双极电凝通过皮质电极中的缝隙进行标记,然后移除皮质电极,留下深部电极,以便在术中判断切除深度。在某些情况下,皮质发育不良的边缘可以通过色泽或纹理与周围正常组织区分开来。皮质发育不良的尾部向脑室延伸,并被完全切除(图10.3)。行术中MRI(iMRI)检查来确认切除的范围和深度。按标准流程缝合硬脑膜并关颅。在无菌区域内剪断导线后,应将每条导线的远端从手术单下取出,并在头皮缝合固定。

病例总结:治疗要点

1. 发育不良组织的全切除显著提高了Engel I 级(无致残性癫痫发作)预后的可能性。

2. II 型发育不良组织的切除,有助于取得较高的无癫痫发作率(特别是气球样细胞或II b型发育不良)。

3. 发育不良组织通常分布于脑回轮廓,顶部边缘的切除应使用软膜下切除技术。

要点

1. 如果无创影像学和功能检查未能准确定位可疑的致痫灶,或者影像学提示致痫灶位于半球内侧或岛叶,立体脑电图(SEEG)可能是第一阶段手术的最佳选择。SEEG可用于定位脑叶甚至大脑半球非常深的致痫灶。

2. 如果致痫灶的核心包括功能区的语言、运动或初级视觉皮质,不能行手术切除,可以考虑另外的非破坏性方法来缓解癫痫发作和减少药物副作用,如反应性神经刺激(RNS)、迷走神经刺激(VNS)或脑深部电刺激(DBS)。

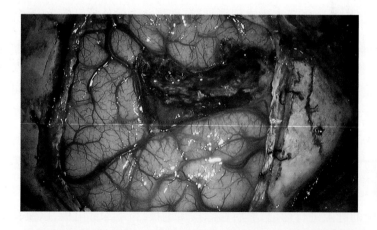

图10.3 术中照片显示额下回盖部的局灶性切除,包括眶部和三角部。

护理

多数患者术后在 ICU 或神经重症监护室接受监护,有专门的护士为其护理并进行多次神经系统检查。术后第 1 天应使用抗生素,第 3~5 天应给予地塞米松。术后继续使用抗癫痫药物。通常在 3~18 个月后,由神经科医生根据癫痫有无发作和无创脑电图监测结果选择减量与否。

并发症及处理

脑脊液漏和脑膜炎与皮质电极的长时间植入有关,但通过上述的导线缝合技术加上精细的切口缝合,通常可以避免。极少数情况下,硬膜下电极置入不良导致的硬膜下血肿,伴随严重脑水肿,可能会导致突然的神经功能损失。在这种情况下,应行急诊手术取出植入物和清除硬膜下血肿。如果绘制切除范围的工作已经完成,则可以尽早行皮质切除术。

如果在切除手术或脑叶切除术后仍有频繁发作的顽固性癫痫,则提示还有残存的发育不良皮质(图 10.4)。再次行有创性检查和进一步切除致痫灶,才是这类癫痫被成功治愈的最好选择。

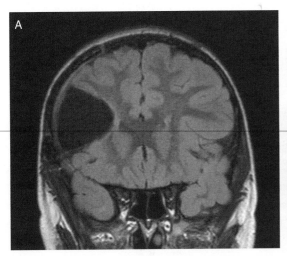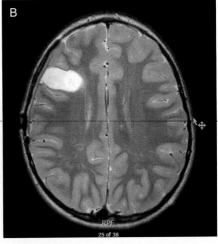

图 10.4　冠状位 FLAIR (A) 和轴位 T2 (B) MRI 显示切除额下回后,有发育不良皮质残存,包括延伸至侧脑室管膜的整个皮质发育不良的尾部。

病例总结：并发症要点

1. 对接受植入的患者行有创性脑电图检查和电刺激时,应在ICU进行观察。任何病情变化应立即复查头部CT,如有必要,应行急诊手术取出植入物。

2. 如在经历多个阶段脑内监测和局部皮质切除后,患者仍有反复发作,通常提示有发育不良皮质残存。

证据和结果

在大型临床研究中,影像学和颅内脑电图显示,癫痫无发作率与皮质发育不良切除的程度密切相关。完全切除发育不良组织患者,有80%~90%术后可实现无癫痫发作。经过手术,有大约70%的局灶型和致痫型Ⅱ型患者实现了无癫痫发作,但只有50%的Ⅰ型患者实现无发作。对于多灶性或功能区皮质发育不良的患者,RNS、VNS和DBS可作为姑息性治疗的选择,但术后癫痫无发作率要低得多。VNS是最常用的一种,它能使60%的成人和90%的儿童癫痫发作减少,但即使在刺激器电力充沛和正常工作的情况下,也仅有少数患者可获得完全的癫痫无发作。

（张世忠 译　吕庆平 校）

参考文献与延伸阅读

1. Alexandre, V, Jr, Walz, R, Bianchin, MM, et al. Seizure outcome after surgery for epilepsy due to focal cortical dysplastic lesions. *Seizure*. 2006; 15(6):420-427.

2. Gupta, K, and Selden, NR. Cortical dysplasia and extratemporal resections in epilepsy. In Burchiel, KJ, and Raslan, AM, eds. *Functional Neurosurgery* (pp. 129-136). Amsterdam, Netherlands: Elsevier; 2018, in press.

3. Kim, DW, Lee, SK, Chu, K, et al. Predictors of surgical outcome and pathological considerations in focal cortical dysplasia. *Neurology*. 2009; 72(3):211-216.

4. Krsek, P, Maton, B, Korman B, et al. Different features of histopathological subtypes of pediatric focal cortical dysplasia. *Ann Neurol*. 2008; 63(3):758-769.

5. Najm, IM, Sarnat, HB, and Blumcke, I. Review: the international consensus classification of focal cortical dysplasia——a critical update 2018. *Neuropathol Appl Neurobiol*. 2018; 44,18-31.

6. Palmini, A, Najm, I, Avanzini, G, et al. Terminology and classification of the cortical dysplasias. *Neurology*. 2004; 62(6, suppl 3): S2-S8.

7. Taylor, DC, Falconer, MA, Bruton, CJ, and Corsellis, JAN. Focal dysplasia of the cerebral cortex in epilepsy. *J Neurol Neurosurg Psychiatry*. 1971; 34(4): 369-387.

8. Thompson, EM, Anderson, GJ, Roberts, CM, Hunt, MA, and Selden, NR. Skull-fixated fiducial markers improve accuracy in staged frameless stereotactic epilepsy surgery in children. *J Neurosurg Pediatr.* 2011; 7: 116-119.

9. Thompson, EM, Wozniak, SE, Roberts, CM, Kao, A, Anderson, VC, and Selden, NR. Vagus nerve stimulation for partial and generalized epilepsy from infancy to adolescence. *J Neurosurg Pediatr.* 2012; 10: 200-205.

10. Whitney, NL, and Selden, NR. Pullout proofing external ventricular drains. *J Neurosurg Pediatr.* 2012: 10:320-323.

第11章　失张力发作

Nathan R. Selden

病例介绍

患者,男,16岁,部分染色体缺失,患自闭症、发育迟缓和癫痫。他6岁时癫痫首次发作,表现为强直和强直性阵挛发作。病情逐渐加重,发作频率逐渐增加,并伴有中度认知障碍和语言缺陷。15岁时,他出现了新发的失张力发作。

尽管使用新药物后,一度癫痫无发作,但总体而言,多种单药和多药治疗方案对其无效(包括奥卡西平、左乙拉西坦、唑尼沙胺、卢非酰胺和双丙戊酸钠)。在术前诊断时,他平均每天有30次癫痫发作(失张力发作为主),导致其反复受伤。

全面的神经系统检查显示他运动功能正常,发育中度延迟。脑神经正常,颅骨形态无异常。

问题

1. 可能的诊断是什么?
2. 适合患者的影像学检查是哪种?
3. 还需进行哪些额外的检查才能确诊?

评估与治疗计划

神经内科医生初步诊断该患者患基因相关的 Lennox-Gastaut 综合征。该综合征是一种严重的儿童癫痫,有多种癫痫发作类型,通常包括频繁的失张力发作或"跌倒"发作。常伴有智力障碍。

类似本病例,大约 1/3 患有 Lennox-Gastaut 综合征的儿童、青少年和成人,都经历过隐源性发作。在其他 2/3 的病例中,Lennox-Gastaut 综合征可能与早期或围生期脑缺血、中枢神经系统感染、广泛的皮质发育不良或其他潜在病因有关。

偶尔出现家族性病例,但多数 Lennox-Gastaut 综合征病例是散发性的。本病例的患者,家族中无癫痫或其他儿童神经系统疾病史。MRI 是评估 Lennox-Gastaut 综合征的主要结构成像方式。成像在隐源性病例中通常是正常的,如图 11.1 所示,未显示有脑损伤、皮质发育畸形或脑积水,无其他异常,没有海马萎缩或硬化。EEG 显示全面性慢波,弥漫性棘慢波活动<2.5Hz。其他功能性和代谢性脑成像研究(例如,SPECT、发作期 SPECT、PET、功能性 MRI 等),通常对评估隐源性 Lennox-Gastaut 综合征意义不大。

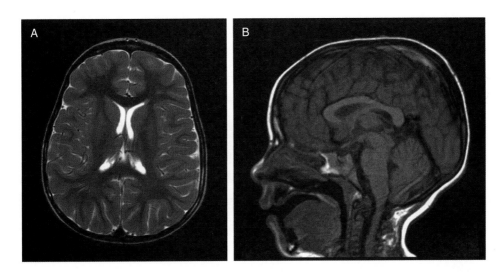

图11.1 (A)轴位 T2 加权 MRI 和(B)矢状位 T1 加权 MRI 显示术前大脑的正常解剖结构,包括中线胼胝体。

病例总结:诊断要点

1. Lennox-Gastaut 综合征是一种临床三联征,包括早期多种类型的癫痫发作(如失张力性癫痫发作)、发育迟缓和 EEG 中<2.5Hz 的弥漫性棘慢波活动。

2. 隐源性 Lennox-Gastaut 综合征患者的脑部 MRI 通常正常。

3. 癫痫发作可能导致智力下降长达两年,反之亦然。

问题

1. 这些临床症状和影像学表现如何影响手术计划？
2. 对该患者进行干预的最佳时机是什么时候？

决策

该患者表现出 Lennox-Gastaut 综合征典型的临床和脑电图表现，并以隐源性起病。在多数情况下，尤其是那些隐源性或遗传性发作的病例，以治愈为目的对局灶性致痫灶进行切除是不可能的。一般来说，对于这些严重的癫痫病例，有4种姑息治疗方法：①抗惊厥药物；②饮食疗法；③迷走神经刺激术；④胼胝体切开术。

已证明，该患者多年来使用多种抗惊厥药物治疗无效。生酮饮食可减少某些 Lennox-Gastaut 综合征患者的发作频率并降低严重程度，但该患者对生酮饮食的耐受性较差。对 Lennox-Gastaut 综合征，迷走神经刺激术是一种姑息性的治疗，但对于失张力性发作的疗效相对较差，而失张力发作却是本例癫痫的主要发作类型。

一般来说，难治性癫痫患者的手术指征是由多学科的专家小组决定的。专家小组通常包括神经内科医生、神经外科医生、神经影像医生、神经心理医生、临床护理专家和电生理医生。在本病例中，鉴于其他治疗方法的局限性，专家小组建议进行胼胝体切开术。

问题

1. 失张力癫痫（包括 Lennox-Gastaut 综合征）患者，对其行胼胝体切开术的基本原理是什么？
2. 胼胝体应被切除多少？
3. 哪些辅助技术可能对胼胝体切开术有用？

手术步骤

失张力发作是由两个大脑半球突然、严重和不可抗拒的失活引起的。胼胝体离断是通过中断一个半球对另一个半球的同步化，从而有效治疗失张力性发作。在语言和智力功能相对保留的儿童中，胼胝体切开术通常限于胼胝体前2/3，大致延伸至其腹侧穹隆水平。这种有限的胼胝体切开术保留了胼胝体压部,有助于保护语言和阅读功能。对于初始功能受限的儿童,以及对前2/3胼胝体切开术开始有反应而后又恶化的儿童,可以进行全段胼胝体切开术。

经验丰富的外科医生可以仅根据解剖标志进行胼胝体切开术。通过某些辅助技术手段,也能显著地为手术提供便利。例如,前2/3胼胝体切开术的范围可以根据手术时暴露的部位,从胼胝体嘴部到离断后缘的距离来估计,将手术测量结果与术前矢状位上中线处的MRI进行比较。或者,无框架立体定向导航对于实时评估横断的后界非常有帮助。术中MRI不仅有助于确定胼胝体切开术的范围,而且有助于识别位于胼胝体嘴部或压部下缘残余的相关纤维。

胼胝体切开术在全身麻醉下进行,需要通畅的双静脉通路、一条动脉通路和Foley尿管。采用Mayfield头架的三点头钉固定患者头部,将颈部轻轻弯曲,鼻朝上。手术过程中使用滴注甘露醇和腰大池引流来使大脑松弛,同时尽量减少牵拉。一些外科医生会将非优势半球向下(地板方向)倾斜,以利用脑的重力达到牵拉目的,但这可能会使手术入路的角度比较难以进入。

在发际线内的冠状缝正前方做一个局限的双冠状切口,偏向右侧,以便沿着大脑镰的右侧与非优势半球内侧形成手术入路。按照中线右侧3cm,中线左侧1cm,以及矢状位上长5~6cm进行矩形开颅手术。骨瓣的2/3应在冠状缝之前,1/3在冠状缝之后。并在骨瓣的前和后各钻两个小孔,紧邻中线,以便在完成中线颅骨切割之前直接将矢状窦硬脑膜从颅骨分离。为了剥离黏附的硬脑膜,在右侧冠状缝汇合处以外另钻一孔。这种双侧开颅骨瓣刚好延伸到中线,可以轻柔地回缩大脑镰,改善入路通道。仅可以在非优势侧半球,以矩形皮瓣为基础,沿着矢状窦打开硬脑膜。这种暴露的长度便于在矢状窦旁静脉周围的大脑半球间裂形成一或两个入路通道。如果需要,可舍弃一条或两条较小的引流静脉。

在腰大池引流和轻柔牵拉大脑半球,以及大脑半球间释放脑脊液作用下,沿大脑镰的入路通畅。在没有压力的情况下,使用固定式牵开器作为保护装置,以便在器械通过时保护大脑半球的内侧面。在遇到沿轴面延伸的亮白色胼胝体之前,胼缘动脉和胼周动脉是良好的标志。通过导航可以确认中线,并注意解剖胼胝体周围动脉之间的蛛网膜粘连。胼胝体的软脑膜可用双极轻轻电凝,也可锐性分离。吸引器剥离通常足以横断胼胝体,使腹侧软脑膜完整(以阻止来自第三脑室的脑脊液压力)。切除的范围可以通过导航和术中MRI来确认,特别是在嘴部和压部(图11.2)。

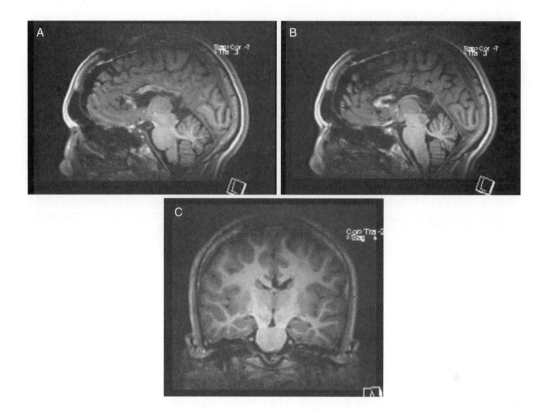

图11.2 术中,(A和B)矢状位和(C)冠状位T1 MRI显示胼胝体完全离断。手术过程中的大脑移位不会妨碍在单张矢状位中线图像中看到整个胼胝体。

病例总结:治疗要点

1. 充分的大脑松弛,有助于避免大脑半球近中线脑表面的牵拉损伤,一旦损伤会导致对侧下肢无力。

2. 固定式牵开器可用于保护大脑半球的内侧面,避免胼周动脉主动牵拉或扭结。

3. 利用矢状面上的视差,一条相对狭窄的浅表通道(左矢状旁桥静脉之间)可以暴露整个胼胝体。

要点

1. 对于具有较高水平语言、阅读或认知功能的患者,可能需要进行前2/3胼胝体切开术。如果在部分胼胝体切开术后,癫痫发作一度改善又恶化,则可以在后续手术中对胼胝体进行离断。

2. 对于频繁混合发作类型(包括失张力发作)的患者,最初的姑息性手术通常是植入迷走神经刺激器。强直性和失神性癫痫发作有所改善,但仍有频繁或危险的失张力发作(跌倒)的VNS患者,是胼胝体切开术的适宜人群。

3. 在过去的20年中,许多难治性失张力发作的患者在VNS术后由于疗效不佳又接受了胼胝体切开术。但由于有VNS装置,限制了胼胝体切开术中MRI的应用。

护理

腰大池引流管和尿管可在手术结束时移除。患者接受重症监护室监护一晚,然后在专门的神经外科监护室接受护理。围术期抗生素持续使用24小时,类固醇激素逐渐减量使用5天。所有患者都应接受语言、物理和康复治疗专家的全面评估。抗癫痫药物应继续维持术前剂量水平。在本病例中,手术后的前6个月没有观察到癫痫发作,这可能是因为患者在手术前几乎完全经历了失张力癫痫发作。尽管如此,患者的抗癫痫药物仍然维持在术前剂量,因为此剂量水平已几乎完全地控制强直和强直阵挛发作。

并发症及处理

本例描述的——新发左下肢中度无力和自主语言减少,这两种症状在2周内逐渐消失。

术后MRI未显示皮质损伤、缺血或并发症(图11.3)。术后6个月,运动功能正常,语言能力较手术前有所改善,这可能得益于癫痫发作停止后症状的改善。

与部分胼胝体切开术相比,全段胼胝体切开术后出现短暂的神经系统症状更为常见,这可能是在顶叶通道处(过于靠后)操作完成胼胝体压部离断的关系。胼胝体周围动脉损伤导致永久性单瘫的情况十分少见。

胼胝体切开术后,出现硬膜下和帽状腱膜下积液并不少见,但通常无须干预,数

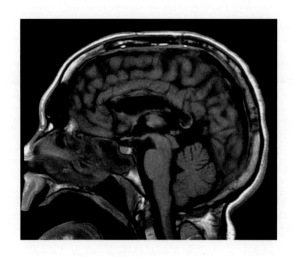

图 11.3 术后矢状位 T1 加权 MRI 显示胼胝体完全离断,未损伤手术入路脑组织通道(如扣带回)。

日即可消失。如果术后胼胝体的腹侧软脑膜相对完整,则脑积水罕见。术后持续性癫痫发作相关风险因素是胼胝体残留,但是在导航引导下不太可能发生,并且通过术中 MRI 基本可以避免。

病例总结:并发症要点

1. 接受全段胼胝体切开术而非部分切开术的患者恢复较慢,且对侧下肢暂时性无力的可能性更大。
2. 保留胼胝体腹侧软脑膜可降低积液和脑积水的风险。
3. 血管损伤很少见,但一旦出现,可能导致对侧下肢永久性单瘫。

证据与结果

胼胝体切开术是一种姑息性手术,对于改善失张力发作(跌倒)特别有效。少数患者在胼胝体切开术后癫痫完全无发作。失张力发作的无发作率在50%~75%之间,在 MRI 正常的患者和接受全段胼胝体切开术的患者中无发作率更高。在胼胝体切开术后,抗癫痫药物通常会逐渐减量。并发症相对少见(≤20%),即使有也大多是暂时的。

(张世忠 译 吕庆平 校)

参考文献与延伸阅读

1. Camfield PR. Definition and natural history of Lennox-Gastaut syndrome. *Epilepsia*. 2011 Aug; 52(Suppl5): 3-9. doi:10.1111/j.1528-1167.2011.03177.x

2. Chan AY, Rolston JD, Lee B, Vadera S, Englot DJ. Rates and predictors of seizure outcome after corpus callosotomy for drug-resistant epilepsy: a meta-analysis. *J Neurosurg*. 2018 Jun 1:1-10. doi:10.3171/2017.12.JNS172331.

3. Cukiert A, Cukiert CM, Burattini JA, Lima AM, Forster CR, Baise C, Argentoni-Baldochi M. Long-term outcome after callosotomy or vagus nerve stimulation in consecutive prospective cohorts of children with Lennox-Gastaut or Lennox-like syndrome and non-specific MRI findings. *Seizure*. 2013 Jun;22(5): 396-400. doi:10.1016/j.seizure.2013.02.009. Epub 2013 Mar 13.

4. Douglass LM, Salpekar J. Surgical options for patients with Lennox-Gastaut syndrome. *Epilepsia*. 2014 Sep;55(Suppl 4): 21-28. doi:10.1111/epi.12742

5. Graham D, Gill D, Dale RC, Tisdall MM; Corpus Callosotomy Outcomes Study Group. Seizure outcome after corpus callosotomy in a large paediatric series. *Dev Med Child Neurol*. 2018 Feb;60(2): 199-206.doi:10.1111/dmcn.13592. Epub 2017 Oct 23.

6. Hong J, Desai A, Thadani VM, Roberts DW. Efficacy and safety of corpus callosotomy after vagal nerve stimulation in patients with drug-resistant epilepsy. *J Neurosurg*. 2018 Jan;1281)277-286. doi:10.3171/2016.10.JNS161841. Epub 2017 Mar 3.

7. Liang S, Zhang S, Hu X, Zhang Z, Fu X, Jiang H, Xiaoman Y. Anterior corpus callosotomy in school-aged children with Lennox-Gastaut syndrome: a prospective study. *Eur J Paediatr Neurol*. 2014 Nov;18(6): 670-676. doi:10.1016/j.ejpn.2014.05.004. Epub 2014 May 22.

8. Thompson EM, Wozniak SE, Roberts CM, Kao A, Anderson VC, Selden NR. Vagus nerve stimulation for partial and generalized epilepsy from infancy to adolescence. *J Neurosurg Pediatr*. 2012 Sep;10(3): 200-205. doi:10.3171/2012.5.PEDS11489. Epub 2012 Jul 6.

Nathan R. Selden

第12章 遗传性癫痫

病例介绍

患者,女,14岁,经基因检测证实患有散发性雷特综合征,因难治性癫痫就诊于神经外科门诊。她出生第6周就出现了癫痫发作,在儿童期经历了一段时间的缓解后,癫痫再次发作,并且对丙戊酸、氯氮平、苯巴比妥、左乙拉西坦和托吡酯等药物耐药。曾有强直性、失张力性和部分性癫痫发作,发作过程中伴有垂直眼球运动和注意力不集中。到神经外科门诊就诊时,她的发作频率为每周30次强直、偶尔失神和多次的部分性癫痫发作。

神经系统检查显示她发育迟缓、无法言语并患有脊柱侧弯,其脑神经正常,能简单遵嘱,并且善于合作和社交互动。她有颤抖、共济失调,还有轻微的运动障碍,步幅短,步态缓慢,但没有检查出其他方面的定位性体征。

没有其他方面的病史及手术史。

问题

1. 适合患者的影像学检查是哪种?
2. 诊断检查应该包括哪些方面?

评估与治疗计划

考虑到需要手术治疗,多学科癫痫委员会将其转诊至神经外科。48小时住院的视频EEG(癫痫检查的一部分)显示轻度广泛性慢波、双侧颞叶癫痫样异常,由此确诊癫痫发作。

病例总结：诊断要点

1. 在考虑手术治疗药物难治性癫痫之前，需要脑电图或视频脑电图来确认癫痫的发作和特征脑电波。
2. 通常，考虑迷走神经刺激（VNS）植入的患者应接受 3.0T MRI，以排除存在因局部解剖异常（可切除）而致发病的癫痫灶。
3. 在接受 VNS 植入前，患者还应由癫痫病专家或癫痫临床小组进行评估，以确认和推荐适当的药物和手术疗法。

该患者大脑的普通 CT 成像是正常的，排除了脑肿物、先天性梗死、脑积水或严重脑萎缩等其他的复杂因素。由于已确诊为雷特综合征，因此，未进行增强 MRI、发作期 SPECT 或 PET 等先进成像。

问题

1. 该患者可采取哪些非手术治疗方式？
2. 这些临床和放射学结果如何影响手术方案？

决策

除了传统的药物疗法外，该患者经大麻二酚油治疗失败。一些非局灶性癫痫患者接受生酮饮食治疗。这两种治疗在该类患者群体中都属于姑息疗法。难治性非局灶性癫痫患者通常不适合颅内放射治疗或切除性癫痫手术。相比之下，这些患者可能是姑息性、调节性癫痫手术的最佳人选。这种情况下常用的技术是 VNS。VNS 疗法已通过 FDA 批准用于 >4 岁的部分癫痫患者，不过该疗法已证明对患有原发性或继发性全面性癫痫的儿童具有同等疗效。

VNS 系统基于程序化设定的电流幅值、刺激持续时间和刺激间隔执行间歇性刺激。最新商用的 VNS 系统含有一个闭环功能，该功能可提供额外的刺激以响应癫痫发作时突然出现的心跳加速。通常将 VNS 系统植入左侧迷走神经，因其在响应刺激时具有较低的心律失常风险。

问题

1. VNS植入术有哪些手术禁忌证？

2. 如何为每位患者选择合适的植入刺激器？

3. 如何进行导线置换手术？

手术步骤

由于需要植入刺激器导线，术前应仔细规划，以尽量降低解剖颈前部和颈动脉鞘过程中的风险。因此，既往经历过同侧颈前部手术或存在对侧颈动脉缺失，则属于相对禁忌证。一些专家认为，在气管切开状态下进行VNS植入术更加困难，手术部位的感染风险更高。在以上情况下，外科医生应具备丰富经验，并仔细分析每例患者的风险和收益，再进行VNS植入。

VNS植入术需要在全身麻醉插管下进行，患者取仰卧位，肩部垫高，头部垫头圈后仰并向右偏15°。静脉注射抗生素后，在左侧颈胸部大面积铺巾。计划做一个左侧颈部旁正中的水平切口，大约在胸骨切迹到乳突尖的中间，中心位于胸锁乳突肌（SCM）内侧缘和颈动脉搏动处（图12.1）。在该水平处切开，永久性喉返神经麻痹罕见。有些外科医生将切口定位于胸骨切迹到乳突的2/3处，从而避免牵拉肩胛舌骨肌以暴露颈动脉鞘。

暴露切口后，颈阔肌被水平切开，SCM的前缘很明显，提供了一个整洁的解剖层面直接导向颈动脉鞘。暴露的下方可能会碰到肩胛舌骨肌的上腹部（拉开它，与该区域其他的颈前肌不同，当其向胸部延伸时是由内侧走向外侧），根据需要将其进一步向下方牵拉。在颈动脉鞘外会遇到具有一或两个分支的弯曲小神经，即颈袢，应予以保留。沿头尾方向将颈动脉鞘锐性分离，暴露其中的颈静脉。该水平的颈动脉刚好位于颈静脉内侧缘的深处。在多数患者中，迷走神经位于颈动脉和颈静脉之间，在颈静脉深处。迷走神经比颈袢大，在该节段没有分支，如果暴露正确应很容易被识别。在一小部分患者中，迷走神经可能在鞘内的位置更浅。术者应该将约3cm的迷走神经骨架化以便放置VNS电极。

关于刺激器的放置，建议在锁骨下方1cm处做一个水平切口。或者，在腋前线做垂直切口，一些外科医生认为这样更美观，但可能会导致皮肤挛缩或受到顶泌汗腺的感染。在任何一种情况下，都需要在筋膜之上造一个囊腔，以在容纳刺激器植入同时

迷走神经刺激术:术中暴露和刺激器放置

将头部轻轻伸展并向右旋转约15°。拟在颈动脉分叉下方约C5~C6皮肤皱襞处做左侧横向切口。

将颈静脉和胸锁乳突肌向外侧牵开,暴露颈动脉和迷走神经(经血管袢抬高)。注意,要将深颈动脉和颈静脉中间的迷走神经与通常横穿颈动脉鞘表面切口的颈袢区分开来。

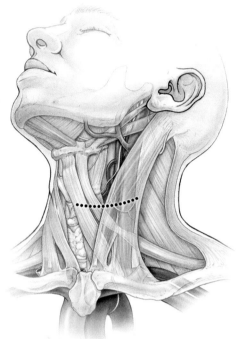

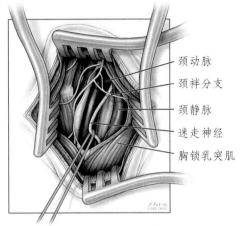

颈动脉

颈袢分支

颈静脉

迷走神经

胸锁乳突肌

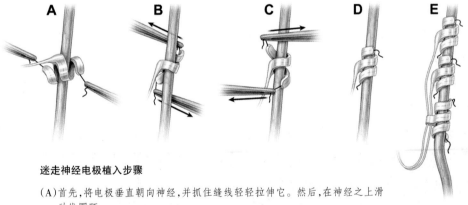

迷走神经电极植入步骤

(A)首先,将电极垂直朝向神经,并抓住缝线轻轻拉伸它。然后,在神经之上滑动线圈环。

(B)抓住神经下方的缝线并拉动两端。这会将电极缠绕在神经周围。

(C)电极自然地缠绕在神经周围,缝线可以在其周围卷起。

(D)电极在神经周围完整放置。

(E)最远端的两个线圈是有源电极。近端的线圈为系绳状态。

图12.1 植入迷走神经电极的步骤。

还能无张力缝合皮肤表面。

VNS系统包括刺激器导线、刺激器和皮下隧道制作装置。暴露迷走神经并制造囊腔后,将开隧器在两个切口之间的皮下穿过导线,小心穿过锁骨,从而避免损伤锁骨下血管和肺尖。刺激器导线终端是3个螺旋环,包括一个近端的锚定器(最靠近刺激器的附件)和远端的正负电极。将每个环缠绕在迷走神经后,导线本身会形成一个张力释放环(图12.2)。然后,使用小型塑料锚定器和永久缝线将导线锚定到肌肉筋膜上。在刺激器囊腔切口处,将导线近端的同轴插钉插入刺激发生器并以固定螺钉固定,然后用永久缝线将刺激发生器固定在胸部肌肉筋膜上。多数外科医生在缝合这两个切口前,会使用抗生素液冲洗或抗生素粉末涂抹。对两个切口均使用可吸收缝线逐层闭合,严密保护植入的设备免于裂开或感染。颈阔肌是颈部切口缝合牢固的关键层。注意,将导线固定装置"浸润"在肌肉筋膜下,保证它被缝线覆盖固定,以防止出现明显的皮下肿块。

在去掉手术巾单之前,使用无菌罩覆盖的编程棒测试植入系统的导线标准阻抗和功能。

按照体型和癫痫特征为患者个体化选择VNS刺激器。较小尺寸的刺激器可能适合年轻、体型较小的患者。较大尺寸的刺激器提供较长的电池寿命,这很重要,因为

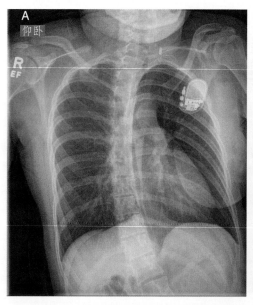
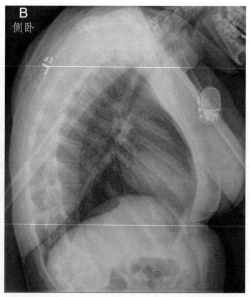

图12.2 植入左颈部和胸部的VNS系统。将一个张力释放环并入远端导线中。远端导线处,有两个电极和一个锚定器盘绕在迷走神经周围。(A)前后位。(B)侧位。

更换电池需要再次手术。

导线断裂或故障需要重新进行手术更换,需要再次切开颈动脉鞘。一些癫痫中心为了避免重新暴露原有导线线圈植入的迷走神经段,选择切断线圈附近的导线。对于再次手术病例,在限定的功率设置下,使用尖头电刀沿着 VNS 系统的塑料护套仔细电灼以分离瘢痕组织,解剖暴露迷走神经的原来部分,再移除该部分神经上所有残留的硬件,在迷走神经同一节段上重新放置一根新导线。

病例总结:治疗要点

1. VNS 植入涉及暴露颈动脉鞘及其内容物。细致地解剖对于避免损伤、避免术后血肿和气道损伤至关重要。

2. 应在手术结束前,于手术台上测试导联阻抗和系统功能,以避免因放置／连接失误或硬件错误而需要重新手术。

3. 当需要再次手术时,可使用尖头电刀沿着 VNS 系统的塑料护套仔细电灼以分离瘢痕组织,然后,在迷走神经的同一节段上完全去除并更换导线。

要点

1. 对于主要患有失张力(或"张力减退")癫痫的患者,或 VNS 植入后局灶性发作改善但肌张力持续下降的患者,行胼胝体切开术的颅内手术可能是一种有效的治疗方式。在 VNS 疗法出现之前,胼胝体切开术是治疗失张力癫痫的一种常用干预方式。虽然,现在不常进行胼胝体切开术,但 VNS 植入后肌张力持续下降时应行胼胝体切开术。认知和语言功能受限的患者通常需要接受全段胼胝体切开术,而其他则只需接受前2/3的胼胝体切开术。

2. 在癫痫发作时,被记录到心跳加速的患者,可能受益于植入新型的闭环 VNS 系统,该系统可提供额外的刺激以响应癫痫发作(特别是在睡眠期间,当护理人员无法获取或不能使用磁体滑动刺激器来产生额外的刺激时)。

护理

围术期抗生素通常在手术后24小时内使用,许多中心对患者进行静脉注射抗生素、疼痛管理和颈部水肿／血肿(血肿罕见，但有可能损害气道)监测，常使用连续脉搏血氧仪。不过大部分成年患者，经常是术后观察数小时即出院。切口应保持绝对干燥4天，之后可以淋浴。3周内不要将切口浸入水中，以避免增加感染风险。

手术2周后，进行早期临床访视以检查切口，评估手术的任何不利影响(如声音嘶哑)，并启动系统。最终的评估通常在手术2~3个月之后进行。在多数项目中，参与治疗的神经科医生会跟进患者，以应对系统监测提示故障的情况(如导线阻抗升高或电池寿命低)。

并发症及处理

喉返神经麻痹是一种罕见(<1%)但公认的VNS植入或返修并发症。VNS术后持续声音嘶哑应立即转诊至耳鼻喉科专家，他们可以诊断出喉返神经损伤程度并减轻其影响(如声带注射)。

手术部位感染是另一种已知的并发症，最常见于刺激器的囊腔。患者出现术区发热，继发肿胀、发红、紧绷。后期出现切口流液、全身发热和烦躁不安等症状，基于以上临床表现从而做出诊断。标准治疗包括立即手术移除所有硬件并进行切口冲洗，尝试重新植入之前应延长静脉注射抗生素时间。然而，在面对刺激器囊腔感染时，许多文献报道称应立即移除刺激器、积极地行囊腔清创和冲洗、静脉注射抗生素，然后重新植入新的刺激器可以挽救刺激器导线。如前所述，导线故障或刺激器电池电量不足时，需要手术更换硬件。

在VNS刺激过程中出现瞬时声音嘶哑的情况并不少见，这可能发生在刺激电流增加后的几天或几周内。这种现象通常具有良好的耐受性，不会导致治疗失败，但可能限制某些患者的当前剂量。相比之下，在VNS放电期间，沿导线路径出现的局部疼痛可能表明包裹导线的塑料护套受损，这可能与阻抗变化有关，并可能最终需要更换导线。

综上，VNS植入或返修引起的严重并发症较为罕见。并发症包括迷走神经、颈动脉或颈静脉损伤、颈部血肿、气道狭窄，如果发生这些并发症，必须紧急处理，必要时联合血管或气道外科医生共同处理。

病例总结：并发症要点

1. VNS手术是常规手术，但也有一定（较低）的风险出现严重并发症。

2. 最常见的并发症是感染和喉返神经麻痹（通常是暂时的）。

3. VNS相关感染通常需要移除所有硬件并静脉注射抗生素，但可在接受充分评估的患者中使用导线挽救方案治疗，以免重新进行颈部解剖。

证据与结果

大约2/3的成人和高达90%的儿童在植入VNS治疗难治性癫痫后，癫痫发作频率显著改善（通常判断为癫痫发作减少50%或减少更多）。VNS还降低了许多患者癫痫发作的严重程度、发作持续时间和癫痫药物使用剂量。此外，VNS可以改善癫痫相关抑郁症患者的情绪。目前，FDA就此已经单独批准VNS用于治疗一些原发性情绪障碍。在严重的小儿癫痫病程早期植入VNS，可能更好地改善神经认知。

使用VNS治疗难治性癫痫是一种姑息疗法。植入后可能需要数周或数月才能取得临床效果。但是导线断裂或电池耗尽后出现的系统故障会使临床疗效消失。即使系统充满电且功能正常，也只有<5%的患者完全解除癫痫发作。

（吕庆平　译　张世忠　校）

参考文献与延伸阅读

1. Englot DJ, Hassnain KH, Rolston JD, Harward SC, Sinha SR, Haglund MM. Quality-of-life metrics with vagus nerve stimulation for epilepsy from provider survey data. *Epilepsy Behav.* 2017 Jan;66: 4-9. doi:10.1016/j.yebeh.2016.10.005. Epub 2016 Dec 11.

2. Englot DJ, Rolston JD, Wright CW, Hassnain KH, Chang EF Rates and predictors of seizure freedom with vagus nerve stimulation for intractable epilepsy. *Neurosurgery.* 2016 Sep;79(3): 345-353. doi:10.1227/NEU.0000000000001165

3. Hong J, Desai A, Thadani VM, Roberts DW. Efficacy and safety of corpus callosotomy after vagal nerve stimulation in patients with drug-resistant epilepsy. *J Neurosurg.* 2018 Jan;128(1): 277-286. doi:10.3171/2016.10.JNS161841. Epub 2017 Mar 3.

4. Ng WH, Donner E, Go C, Abou-Hamden A, Rutka JT. Revision of vagal nerve stimulation (VNS) electrodes: review and report on use of ultra-sharp monopolar tip. *Childs Nerv Syst.* 2010 Aug;26(8):1081-1084. doi:10.1007/s00381-010-1121-2. Epub 2010 Mar 12.

5. Soleman J, Stein M, Knorr C, Datta AN, Constantini S, Fried I, Guzman R., Kramer U. Im-

proved quality of life and cognition after early vagal nerve stimulator implantation in children. *Epilepsy Behav.* 2018 Nov;88: 139-145.doi:10.1016/j.yebeh.2018.09.014. Epub 2018 Sep 27.

6. Thompson EM, Wozniak SE, Roberts CM, Kao A, Anderson VC, and Selden NR. Vagal nerve stimulation for partial and generalized epilepsy from infancy to adolescence. *J Neurosurg Pediatr.* 2012;10: 200-205. doi:10.3171/2012.5.PEDS11489.

7. Wozniak SE, Thompson EM, Selden NR. Vagal nerve stimulator infection: Lead salvage protocol. *J Neurosurg Pediatr.* 2011;7: 671-675.

Walid A. Abdel Ghany, Mohamed A. Nada

第13章 上下肢局灶性痉挛

病例介绍

患者,男,51岁,前往痉挛治疗门诊就诊,主诉左上肢和下肢无法活动达1年之久。他描述,刚开始时,肢体完全无力,后随着定期理疗逐渐改善。现在患者自诉可以独立行走,但在穿衣时需要帮助。患者既往有高血压及高胆固醇血症病史。详细的神经系统检查由多学科团队完成,左侧肌肉体积与右侧对比无异常,左上肢肌张力远高于左下肢,远端肌力比近端差,左侧肢体反射亢进,左侧踝、髌骨阵挛阳性,脑神经检查无异常。

问题

1. 如何定义痉挛、肌张力障碍和僵硬?

2. 可能的诊断是什么?

3. 最适合的检查是什么?

4. 最适合成像的解剖区域是哪里?

评估与治疗计划

对痉挛患者的评估包括体格检查,以及功能、放射学和电生理学评估。根据修正的 Ashworth 评分(MAS)[1],评估左上肢为Ⅱ级,左下肢为Ⅲ级。根据医学研究委员会量表(Medical Research Council Scale,MRCS),评估左侧屈指肌肌力2级,伸指肌肌力0级,旋后肌肌力3级,肩部展肌肌力4级,其他肌肉群肌力4+级。下肢胫骨前肌肌力1级,腘绳肌肌力3级,其他组肌力4+级。患者可以以绕行步态独立行走。左上肢和左下肢远端肌群的自主运动和选择性控制都很差。根据 Oswestry 痉挛功能量表,评估左上肢功能为2分,左下肢为3分。

大脑MRI提示右侧额顶叶小片状软化灶。左膝关节X线平片提示高位髌骨。在传统的神经传导研究中,左上肢的H/M为0.38,左下肢的H/M为0.78。肌电图记录显示所有受试肌肉在静息时都有较高的自发运动单位活动。

左下肢动态表面肌电图记录的步态分析显示,股直肌的活动不同步(僵硬的膝盖步态模式),并且在摆动后期,腓肠肌比目鱼肌复合体松弛障碍导致马蹄足。

病例总结:诊断要点

1. 应由多学科团队进行痉挛患者的临床治疗。

2. 上运动神经元综合征(UMNS)由影响下行运动通路的病变引起。

3. 鉴别诊断包括:

- 脑梗死:可能是血栓性或栓塞性的。主要危险因素包括动脉粥样硬化、高血压、糖尿病、吸烟、肥胖和血脂异常。2013年,美国约有690万人患有缺血性卒中,340万人患有出血性卒中。卒中是仅次于冠心病的第二大常见死因。通常,症状始于神经休克期,随后,运动功能差别性地恢复[2]。

- 多发性硬化症是常见的中枢神经系统疾病之一,影响约25万名美国人。它的特征是在中枢神经系统白质出现脱髓鞘斑块,通常始于视神经、脊髓或小脑。多数病例发生在20~40岁之间。目前,病毒感染和宿主免疫反应之间的相互作用可能是致病原因,但该疾病的原因尚不清楚。它的特点是发作(复发),然后是部分或完全恢复(缓解)。

- 肌萎缩侧索硬化(ALS):ALS是一种局限于皮质脊髓束和脊髓前角运动神经元的疾病。其很少为家族性,只有大约10%的患者是遗传性的。在麻痹、痉挛和巴宾斯基征阳性等上运动神经元病的体征和症状之外,可能伴有进行性肌肉萎缩、麻痹和痉挛等下运动神经元体征。一些脑神经的运动神经核也可能受累。这种疾病通常发生在中老年,在发病之后2~6年内不可避免地导致患者死亡。

问题

1. 这些临床和电生理结果如何影响治疗计划？
2. 是否有合适的时间对痉挛患者进行干预？
3. 运动神经阻滞试验的价值体现在哪里？
4. 描述膝盖僵硬的步态。

决策

病史、病程和放射学检查结果确诊了缺血性卒中后左侧痉挛性偏瘫。经评估，左上肢无法活动腕关节及伸指，肌张力过高影响屈肌旋前肌和肩内收肌群。左下胫骨前肌无力，迈步期膝关节步态僵硬，足部离地不佳，接触地面时左踝阵挛明显。

由于这种肌张力亢进阻碍了功能，物理治疗师将患者转诊至多学科团队进行治疗。团队对患者的左股骨和胫神经进行了一项重要的预测试验，即选择性运动阻滞试验。试验结果是踝阵挛和蹬脚的情况获得改善，以及行走过程中膝关节僵硬获得改善（即在步态周期的摆动中期增加了膝盖弯曲角度）。

多学科团队决定通过选择性左胫骨和股骨神经切断术减轻左下肢痉挛，并注射A型肉毒杆菌毒素减轻上肢痉挛。

问题

1. 步态周期分为哪些阶段？
2. 是进行运动神经阻滞检查还是在全身麻醉下做检查？你更倾向于做哪种检查？为什么？
3. 什么样的痉挛是有用的痉挛？降低肌张力会影响肌肉力量吗？
4. 动态步态分析的价值是什么？

手术步骤

手术开始时在全身麻醉下对患者进行检查，显示左上肢或左下肢均无挛缩。选择性胫神经切断术适用于痉挛性足下垂内翻畸形的治疗（无论是否累及足趾）。术中应暴露包括在腘窝中胫神经的所有运动支（即腓肠肌和比目鱼肌、胫后肌、腘肌、拇长屈肌和趾长屈肌的神经)(图13.1)。

切口可以垂直于腘窝中部,也可以在腘窝作横向切口,从而获得更好的长期美学效果。此外,如有必要,这种横向切口有利于在手术结束时对腓肠肌深筋膜进行高位肌腱切断术。股神经切断术适用于治疗股四头肌过度痉挛。这项神经切断术主要涉及股直肌和股中间肌的运动支。切口位于髋关节屈曲返折水平,然后,向内侧牵拉缝匠肌。横向牵拉股直肌头端后,将显露股动脉外侧的股神经干。

术中神经刺激是区分运动支和感觉支的关键,尤其是趾屈肌支和股神经支。

A型肉毒杆菌毒素注射液

肉毒杆菌毒素对局灶性和节段性肌张力亢进最有帮助。在这些情况下,由于其低副作用,它被用作一线治疗用药。多数患者在注射后的7~10天内可见治疗效果,2~4周后达到最佳疗效,然后维持12~16周。因此,需要每隔3~4个月注射1次。

根据最近的实践经验,推荐注射肉毒杆菌毒素作为治疗上肢痉挛或肌张力障碍

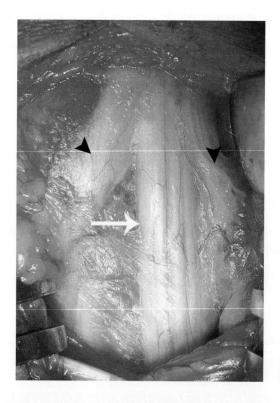

图13.1　选择性胫神经切断术。白色箭头表示右侧胫神经主干。黑色箭头表示腓肠肌内侧和外侧头的运动支。

的一种选择,并考虑将其也用于治疗下肢局灶性肌张力亢进[3]。

注射时,建议使用肌电图或超声引导以提高注射的准确性。

患者接受了对胸大肌、背阔肌、肱桡肌、趾浅屈肌、趾深屈肌、旋前圆肌和尺侧腕屈肌的注射。

病例总结:治疗要点

1. 术中使用神经刺激器是区分运动支与感觉支的关键,以避免感觉并发症。
2. 非长效肌松的全身麻醉是评估不同分支运动反应所必需的。
3. 引导式肉毒杆菌毒素注射比盲穿具有更好的注射效果。

要点

1. 选择性周围神经切断术可长期、有效地减少相应肌群的张力亢进。
2. 由于某些疾病的进展特性(如,神经退行性疾病),患有进行性肌张力亢进的患者不适合接受肌张力亢进手术治疗。
3. 将A型肉毒杆菌毒素注射与其他肌张力亢进手术治疗相结合,可以提高许多患者的功能获益。
4. 术后定期理疗计划和夹板固定对于获得最佳效果至关重要。
5. 选择性脊神经背根切断术(SDR)是治疗双瘫型脑瘫患儿局部痉挛的标准术式。在一份关于两例患者发生单侧下肢痉挛的病例报道中,SDR表现出在卒中后痉挛中的有效性[4]。
6. 前后根联合切断术(CAPR)是一种改良技术,在刺激和电生理监测下,分别选择性切断后根和前根来治疗混合性痉挛和肌张力障碍。该术式主要治疗区域混合性肌张力亢进疾病[5]。
7. 鞘内注射巴氯芬(ITB)与口服给药相比,前者的安全性和效率较高,因其输液泵可使高浓度的巴氯芬到达中枢神经系统。ITB对以下肢肌张力亢进为主的患者尤其有效。目前,还没有前瞻性研究评估其在卒中患者中的应用。需注意,在偏瘫患者中使用ITB可影响正常的肌张力或降低有益的肌张亢进。

护理

围术期常规给予预防性抗生素并持续至术后第5天。通常不使用类固醇。常规随访和评估安排在术后第1周,术后第1、3、6和第12个月。

并发症及处理

常见的感觉并发症,如发生足底感觉异常或感觉迟钝。这可能是腓肠神经或穿过胫后神经干足底感觉纤维的神经失用所致。

药物治疗包括抗神经病药物,如加巴喷丁、卡马西平和普瑞巴林。

对肉毒杆菌毒素制剂的继发耐药性是一个值得关注的问题。其原因可能是A型肉毒杆菌毒素中和抗体的产生。

病例总结:并发症要点

1. 仔细的解剖和术中神经刺激的使用有助于避免术后感觉并发症。
2. 在较长(适当)时间后重复注射,并使用最小有效剂量,以此尽量避免A型肉毒杆菌毒素中和抗体的产生。

证据与结果

选择性周围神经切断术,是降低局灶性和多灶性肌张力亢进的有效神经外科手术。其可以在上肢或下肢进行。临床评估和运动阻滞试验是非常重要的结果预测因素[6,7]。

注射肉毒杆菌毒素治疗后上肢痉挛,可以安全有效地降低肌张力,并扩大肢体运动范围[3]。

(吕庆平 译　张世忠 校)

参考文献与延伸阅读

1. Bohannon RW, Smith MB. Interrater reliability of a modified Ashworth scale of muscle spasticity. *Phys Ther.* 1987 Feb;67(2): 206-207.
2. Global Burden of Disease Study 2013 Collaborators. Global, regional, and national incidence,

prevalence, and years lived with disability for 301 acute and chronic diseases and injuries in 188 countries, 1990-2013: a systematic analysis for the Global Burden of Disease Study 2013. *Lancet.* 2015 Aug 22;386(9995):743-800. doi:10.1016/s0140-6736(15)60692-4

3. Ozcakir S, Sivrioglu K. Botulinum toxin in poststroke spasticity. *Clin Med Res.* 2007 Jun;5(2): 132-138. doi:10.3121/cmr.2007.716

4. Fukuhara T, Kamata I. Selective posterior rhizotomy for painful spasticity in the lower limbs of hemiplegic patients after stroke: report of two cases. *Neurosurgery.* 2004;54:1268-1272.

5. Abdel Ghany WA, Nada M, Mahran MA, et al. Combined anterior and posterior lumbar rhizotomy for treatment of mixed dystonia and spasticity in children with cerebral palsy. *Neurosurgery.* 2016 Sep; 79(3): 36-34. doi:10.1227/NEU.00000001271

6. Sitthinamsuwan B, Chanvanitkulchai K, Phonwijit L, Nunta-Aree S, Kumthornthip W, Ploypetch T. Surgical outcomes of microsurgical selective peripheral neurotomy for intractable limb spasticity. *Stereotact Funct Neurosurg.* 2013;91(4): 248-257. doi:10.1159/000345504

7. Decq P, Shin M, Carrillo-Ruiz J. Surgery in the peripheral nerves for lower limb spasticity. *Oper Tech Neurosurg.* 2005;7: 136-146.

8. Mahran MA, Ghany WA. Spasticity and gait. In: Abdelgawad A, Naga O, eds. *Pediatric Orthopedics: A Handbook for Primary Care Physicians.* New York, NY: Springer Science+Business Media; 2014: 375-398.

第14章 难治性脊髓痉挛性截瘫

Michael Kinsman, Kyle Smith, Mariah Sami

病例介绍

患者,男,30岁,其保健医生对其进行了骶部压疮的评估和治疗。尽管接受了保守治疗和手术治疗,但溃疡仍然愈合不佳。该患者3年前在一次机动车事故中受伤并接受了椎管减压和脊柱融合手术,此后一直处于完全性胸7脊髓损伤(SCI)状态。在过去的3年里,尽管受过伤,他依然能继续在当地的高中教数学。期间,其下肢出现痉挛并逐渐加重,这给乘坐轮椅和会阴护理增加了困难,也引起了骶部反复溃疡和明显疼痛。一位理疗康复师曾给他口服巴氯芬治疗痉挛,最初效果非常好,然而,随着时间的推移,剂量增加,患者出现了明显的药物副作用。患者感觉自己在教学时越来越难以集中注意力,准备接受外科治疗,遂被转诊至神经外科医生。

神经外科医生对患者进行了详细的神经系统检查,其感觉障碍平面为T7,该平面以下没有自主运动。因膀胱功能障碍留置了耻骨上造瘘管,患者还有肠道功能障碍,正在进行肠道治疗,似有效果。双侧屈髋和屈膝时下肢肌张力明显增高,四肢的被动运动非常困难,尤其是快速活动时,但缓慢活动时四肢可以完全伸展。骶部查体可见Ⅱ期压疮。

问题

1. 影像学检查是否有助于做出手术决策?

2. 如果需要影像学检查,那么应该对哪些区域进行成像,以及采用何种成像方式?

3. 患者的临床表现更符合痉挛还是挛缩?为什么?

4. 进一步诊断检查和手术干预的适当时机是什么?

评估和计划

经评估,患者因SCI而发生进行性痉挛,从而导致功能受损。痉挛是一种运动障碍,其特征是运动性肌张力增高和深腱反射活跃[1]。这种肌肉张力的增加与速度有关,是由脊髓水平的牵张反射弧兴奋性增加引起的[1]。痉挛患者的特征性姿势包括剪刀腿或大腿过度屈曲[1]。痉挛可能使患者感到疼痛,并可能妨碍坐姿、走动、卧床、驾驶、睡眠、会阴护理等。脊髓损伤后痉挛的发作可能会延迟数天至数月,延迟通常归因于"脊髓休克"[1]。如果痉挛程度较轻,则对患者相对有益,如保持肌肉体积、减少在骨突起上发生褥疮的机会[1]。肌肉收缩可减少深静脉血栓(DVT)形成等。可使用Ashworth量表对痉挛进行分级(表14.1)[1-3],痉挛评估应在患者仰卧和放松的情况下进行。

多数向神经外科医生寻求治疗的痉挛患者已经有了明确的病因和诊断。在上述病例中,患者的痉挛归因于完全性脊髓损伤。在评估痉挛患者的治疗时,通常不需要影像检查。考虑使用鞘内注射巴氯芬(ITB)泵的患者,对某进行术前影像检查可能有用,有助于评估鞘内空间是否存在可能堵塞导管推进的区域(图14.1)。其他影像学检查包括术前平片、CT,以评估骨骼解剖,尤其是当患者有腰椎手术史且正在考虑ITB泵植入时,影像检查可用于确定进入鞘内空间的入口点(图14.2)。如果考虑经皮射频神经根切断术等方法,影像检查可能有助于确定是否可以接近神经,尤其是在患者装有固定器械的情况下。在本病例中,通过MRI检查,发现了脊髓萎缩、损伤平面有脊髓软化,以及椎管减压和器械融合的预期术后变化。

表14.1　Ashworth量表(来自参考文献2和参考文献3)

Ashworth分数	肌肉张力
1	正常肌张力
2	肌张力在屈曲或伸展时轻微增加
3	肌张力明显增高,但较容易屈伸
4	肌张力显著增高,被动运动困难
5	弯曲或伸展时受累部位僵硬不能活动

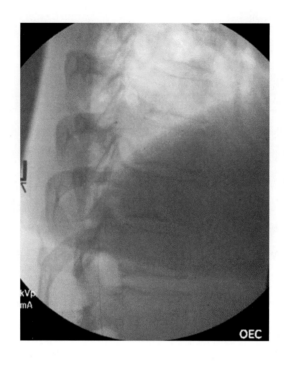

图 14.1　鞘内泵放置术中的X线片显示导管(带导管针)位于鞘内。应以T10导管水平治疗下肢痉挛。

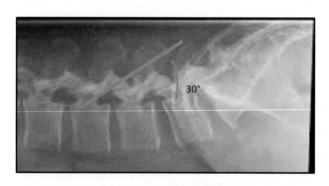

图 14.2　放置 Tuohy 针时,沿浅的旁正中轨迹进针可以最大限度地减少并发症(如脑脊液漏和神经损伤)。

病例总结:诊断要点

1. 在评估痉挛,尤其是在鉴别痉挛和挛缩时,病史和查体结果是重要的考虑因素,因为每例患者的治疗不尽相同。如果患者有明显的肌腱和肌肉挛缩,而痉挛很轻,上文所述的术式可能不会提供太多帮助,应该考虑其他方法。

2. 使用标准量表(如 Ashworth 量表)记录痉挛的程度很重要。如果要考虑植入
   ITB 泵,这一点更为重要,因为在进行 ITB 试验时,比较试验前和试验后的痉
   挛程度非常有帮助。

3. 如果考虑到不同的选择,影像学可能有助于制订术前计划,以做出决策。例
   如,如果患者有器械植入或融合块,则可能难以使导管进入各个层面的孔或
   难以将导管插入鞘内空间,此时,需适当改变手术计划。

问题

1. 这些临床和放射学结果如何影响手术决策?

2. 对该患者进行手术干预的最佳时间是什么?

决策

对患者痉挛的治疗,在很大程度上取决于痉挛开始的水平和该水平下有效功能的状态[1]。像这样的完全性脊髓损伤,患者通常留存功能很少,但多发性硬化(MS)患者可能有显著的功能留存。多数患者最初因痉挛而接受医学治疗。内科治疗或保守治疗包括增加痉挛的刺激、延长伸展时间和口服药物等。拉伸可以防止关节和肌肉挛缩,也可以调节痉挛。常用的口服药物有:

1. 巴氯芬是一种 γ-氨基丁酸(GABA)类似物,其与Ⅰa 肌肉脊髓传入的突触前 GABA 受体结合,导致 α-运动神经元的抑制,最终导致肌肉松弛。该药对由 SCI 或 MS 引起的严重痉挛有效。副作用有镇静、降低癫痫发作阈值、语言障碍、共济失调、意识混乱和胃肠道紊乱[1,3]。

2. 地西泮通过与 GABA$_A$ 受体结合增强 GABA 作用,增加 α-运动神经元突触前抑制,带来肌肉痉挛的改善。副作用有镇静、虚弱,如果突然停药,还会出现抑郁、癫痫和戒断综合征[1,3]。

3. 替扎尼丁是 α$_2$-肾上腺素受体的激动剂。副作用有嗜睡、疲劳、口干和胃肠道症状[3]。

4. 丹曲林可降低骨骼肌肌浆网中 Ca^{2+} 的浓度。副作用包括肝脏毒性、虚弱、镇静和妊娠期毒性[1,3]。

5.肉毒毒素A抑制乙酰胆碱释放,提供神经肌肉阻滞,并通过暂时性肌肉麻痹实现局部控制的效果。副作用有局部疼痛、水肿、红斑和全身反应[4]。

痉挛的外科治疗通常只适用于对药物治疗无效或对药物副作用无法忍受的患者[1]。外科治疗分为两大类:毁损性和非毁损性[1]。下面探讨几种比较常见的操作。

常见的非毁损性操作是植入巴氯芬(ITB)泵[5-8]。植入巴氯芬泵的选择标准如下文框中所示[1]。其他适应证可能包括颅脑损伤(TBI)、肌张力障碍、僵人综合征、脑血管意外(CVA)和脑瘫(CP)。

这种治疗方式的基本原理是,ITB绕过血脑屏障,允许在目标部位达到适当和可滴定的药物浓度,半衰期为90分钟[1,3,5-8]。鞘内不间断输注可提供持续抗痉挛效果。该系统组件包括:①输液泵(由锂离子供电);②鞘内导管;③外部编程器(调节设定)。该泵一般能维持4~6年,并且至少每6个月重新加注一次,因为这是常用配方的典型有效期[3]。在植入该系统之前,患者通常要经过一个筛选过程。这包括鞘内注射巴氯芬(25~100μg),并在注射前和注射后评估肌张力和痉挛程度。患者通常在注射4~24小时后接受评估[1,3]。一般来说,每日所需ITB的剂量是测试剂量的两倍。应告知患者风险包括感染、脑脊液漏、镇静、头痛、便秘、恶心或呕吐、导管移位、硬件故障和体重增加。

毁损性手术操作包括运动点阻滞[9]、苯酚神经阻滞、选择性周围神经切断术[9]、经皮射频孔根毁损术、骨髓切断术、选择性背根切断术[10]、立体定向丘脑或齿状核切断

植入巴氯芬泵的选择标准

- 年龄18~65岁
- 具有知情同意的能力
- 脊髓损伤/病变或MS引起的严重慢性痉挛
- 口服抗痉挛药物耐药或药物副作用显著
- 影像学检查无脑脊液阻塞迹象
- ITB试验阳性
- 无起搏器等植入式可编程设备
- 育龄女性:未妊娠并使用适当的避孕措施
- 对巴氯芬无过敏反应
- 无近期CVA、肾功能受损或严重胃肠道/肝脏疾病史

术[11]、鞘内注射酚、选择性前根切断术、肌内苯酚注射、脊髓切除术[12]和脊髓切开术[13]。在本章,我们简要讨论其中较常用的一些操作。

选择性周围神经切断术的适应证包括药物难治性痉挛,而且仅限于由一条或数条容易接近的周围神经支配的小肌肉群[1,3]。术前运动阻滞可用于模拟手术结果。上肢有:痉挛性肘关节弯曲患者的肌皮神经、痉挛性手或手指弯曲患者的正中神经或尺神经。下肢包括髋关节痉挛性屈曲内收的闭孔神经,或拇伸痉挛的胫前神经。选择合适的手术病例可以带来良好的长期改善,以及Ashworth评分的显著改善。术前告知内容包括感染、脑脊液漏、截瘫、感觉缺陷、脊柱侧凸以及肠道和膀胱功能丧失。

脊髓切开术,如Bischof脊髓切开术,通过侧向切口将前角和后角分开[1]。这导致反射弧中断,但对α-痉挛无影响。而经中线T形脊髓切开的术式,在不破坏皮质脊髓束与前角细胞连接的情况下,中断了感觉单位至运动单位的反射弧[1],本术式使运动功能丧失的风险稍高。

经过一个多世纪的对选择性背根切断术的研究,证明切断背根能阻断引起痉挛的反射弧的传入,从而消除去脑强直[1,3,10]。这项手术有一些小技巧,如切开每个神经小根的后半部、实施功能性后根切断术或保留每个神经根的一个或多个神经小根。建议在手术过程中使用神经监测,以确保定位并清除与致残性痉挛有关的神经根。手术适应证包括脑瘫和痉挛性双侧瘫或四肢瘫痪,也包括患有痉挛性双侧瘫但仍能行走的情况。在经历选择性背根切断术后,多数患者在几个月内表现出运动能力的改善[1]。手术相关风险有感染、术后血肿、感觉障碍和运动障碍。

1977年,Kennemore报道了一系列接受经皮射频神经根毁损术的痉挛患者,效果良好[13]。相比较大的有髓A-α运动纤维,射频毁损较小的无髓感觉纤维效果更好。该手术已被多项研究证明安全易操作,一项平均随访12个月的前瞻性研究表明,创伤后痉挛患者的治疗效果也非常好[13]。该研究的作者指出,术后肠道、膀胱或性功能没有变化[13]。术前告知内容包括感染、脑脊液漏、肠道或膀胱功能障碍、性功能障碍和全身麻醉相关风险。

本病例适合上述这几种手术操作。与患者进行了长时间的讨论,重点是手术选择和相关风险。患者更愿意选择一种侵入性较小的手术,因为他不想占用太多教学时间,也不想经常回到办公室重新加注泵,并担心ITB泵相关的硬件故障风险、涉及的维护问题和巴氯芬撤药的风险。最终,决定进行T12~S1经皮射频神经根毁损术。该手术的优点包括门诊性质(操作方便)、无明显术后限制、无须维护器械或重新填充,以及对于创伤后痉挛患者的疗效很好(文献报道)。

问题

1. 为什么确定患者身体受影响区域的有效功能状态很重要?

2. 为什么在决定手术方式之前了解患者的肠道、膀胱和性功能状况很重要?

手术步骤

全身麻醉下,使用透视引导进行神经根毁损术。只要患者的脊柱可以通过透视装置适当地观察到,就可使用常规手术台或带有凸起的Jackson手术台。患者(尤其是挛缩症患者)俯卧在手术台上,用小垫枕保护所有易受压点。该手术可使用Radionics(RFG-3 c Plus)或Cosman Medical(RFG-1 A)射频毁损仪或类似设备。毁损仪与热敏电极和脊神经根毁损工具包(SRK工具包)联合使用。此操作还需要单极电极板。

然后遵循Kennemore手术步骤,通常从一侧的S1开始。患者的椎旁区域常规进行消毒铺巾,使用透视引导将脊柱穿刺针定位在目标神经孔处,然后将电极穿过脊柱穿刺针放置到位。应考虑在脊柱穿刺针的皮肤穿刺点做小切口,这样会使穿刺进针更容易。在进行各个层面的手术之前,一定确保脊柱穿刺针处于硬膜外。

在射频毁损仪的刺激模式下,以2Hz的频率刺激神经根,从0.5V开始,逐渐增加到1.5V[1]。在进行毁损前,要用刺激激活相应水平肌群的方式确认平面。一般在90°C下进行90~120秒的毁损[1]。在每一个层面上重复这个过程,通常从S1开始,一直到T12,然后在对侧重复。如果有助手协助,也可以在每一个层面上左右交替进行,然后进入下一个层面。在移动到下一水平之前还可执行的一个步骤是重复刺激毁损平面,并确保刺激阈值增加至少0.2V[1],从而确认有足够的毁损。然后清洗患者的皮肤,如果需要的话,可以根据需要对各个穿刺切口进行包扎,并用敷料贴贴敷或以缝线缝合。

病例总结:治疗要点

1. 在决定痉挛患者的手术操作时,一定要考虑患者与治疗设施的距离、加注ITB泵所涉及的维护,以及护理人员是否具有适当术后护理的能力。

2. 在治疗挛缩之前,需考虑痉挛的治疗,因为有时很难确定患者的症状究竟有多少是由痉挛或挛缩引起的。

---

3. 有几项研究表明,在进行神经根毁损术后,患者的肠道或膀胱功能障碍没有明显增加。应意识到这些重要功能可能会受到此手术的影响。还应让患者意识到这一点,以便就合适的手术做出明智的决定。

要点

1. 当脊神经根受毁损和需要进入椎间孔时,或在放置ITB泵过程中需进入蛛网膜下隙的情况下,腰椎的广泛固定或骨质增生治疗可能需要修改手术计划。
2. 对于既适合神经根毁损又适合ITB泵植入术的患者,需要患者能及时接受随访或患者肠道或膀胱功能良好。

护理

术后患者返回复苏区,直到完全从麻醉中恢复。应指导患者保持手术部位清洁干燥,并密切观察是否有感染迹象。当患者饮食、活动无受限时可以出院。瘫痪患者需要继续采取典型的皮肤预防措施,以尽量减少皮肤并发症。这是一项门诊手术操作,因此,患者一旦符合出院标准,就可以出院回家。如果认为应该转院或需要提供步行训练指导,以应对手术带来的新的痉挛变化,则要求患者继续住院也是合理的。手术后数周,可以在复查时检查手术切口,但这并不是必需的,因为切口很小。如果没有安排随访,应与患者建立通畅的联系方式,以沟通术后问题。

并发症及处理

经皮射频根毁损术已被证明是安全、有效的,且相对易实施[1,13-15]。对患者的术前告知包括感染、脑脊液漏、肠道或膀胱功能障碍、性功能障碍和全身麻醉相关风险。在Kasdon和Lathi的系列研究中,如果没有术后并发症,则患者的肠道、膀胱或性功能与根毁损术前相比没有发生变化[15]。这是使用鞘内药物或脊髓切开术的主要优势。感染非常罕见,即使有的话,通常也是浅表感染,可以通过局部伤口护理或口服抗生素得到治疗。脑脊液漏也很少见,通常在医院留观治疗,让患者保持平卧24~48小时。如有必要,止血贴片也可考虑使用。从患者舒适性的角度来看,在漏液被吸收的同时治疗患者的症状非常重要。肠功能障碍可能需要适当的肠道方案,并咨询胃肠科专家,以确定适当的管理策略。至于膀胱功能障碍,多数接受该手术的患者已经行插管或已有耻骨上导管。如果没有,可能需要放置尿管。最好由泌尿外科团队共同制订并发症处理方案和护理计划。

病例总结:并发症要点

1. 术前评估肠道和膀胱功能,以及进行术后监测将有助于跟进肠道和肾功能障碍的进展。
2. 从患者舒适度和感染预防的角度来看,对可能存在脑脊液漏的患者进行积极观察和适当处理非常重要。

证据与结果

1977年,Kenmore报道了一系列接受经皮射频神经根毁损术治疗严重痉挛的病例,效果非常好[13]。Herz等人随后的一项研究也显示了非常好的结果,但有40%的严重痉挛复发率,需要重复治疗[14]。Kasdon和Lathi最近的一项前瞻性研究显示,25例患者中有24例患者的治疗效果非常好(平均随访12个月)[15]。研究中所有患者手术后肠道、膀胱或性功能均未发生变化[15]。研究者发现该手术在减少与痉挛相关的张力增加和反射性痉挛方面非常有效[15]。运动范围改善较少,可能是由于先前存在的挛缩[15]。研究中,所有术前能自主运动的患者术后均未丧失运动功能,其中,一例术前无法走动的患者,术后在手杖的辅助下能够行走[15]。

总之,目前研究表明,经皮射频神经根毁损术是治疗创伤后痉挛(和其他原因痉挛)非常有效的方法,且操作较为安全易行。

(张健 译 程彦昊 校)

参考文献与延伸阅读

1. Greenberg, M.S., *Handbook of neurosurgery.* 7th ed. 2010, Tampa, FL: Greenberg Graphics; xiv, 1337 pp.
2. Janin, Y., et al., Osteoid osteomas and osteoblastomas of the spine. *Neurosurgery*, 1981. 8(1): pp.31-38.
3. Samandouras, G., *The neurosurgeon's handbook.* 2010, New York: Oxford University Press; xx-ix, 930 pp.

4. Bjornson, K., et al., Botulinum toxin for spasticity in children with cerebral palsy: a comprehensive evaluation. *Pediatrics*, 2007. 120(1): pp.49-58.

5. Adler, G.K., et al., Reduced hypothalamic-pituitary and sympathoadrenal responses to hypoglycemia in women with fibromyalgia syndrome. *Am J Med*, 1999. 106(5): pp. 534-543.

6. Goldenberg, D.L., Fibromyalgia syndrome. An emerging but controversial condition. *JAMA*, 1987.257(20): pp.2782-2787.

7. Hawkins, R.J., T. Bilco, and P Bonutti, Cervical spine and shoulder pain. *Clin Orthop Relat Res*, 1990(258): pp. 142-146.

8. Wolfe, F., et al., The American College of Rheumatology 1990 criteria for the classification of fibromyalgia. Report of the Multicenter Criteria Committee. *Arthritis Rheum*, 1990. 33(2): pp.160-172.

9. Deyo, R.A., J. Rainville, and D.L. Kent, What can the history and physical examination tell us about low back pain? *JAMA*, 1992. 268(6): pp. 760-765.

10. Park, T.S., and J.M. Johnston, Surgical techniques of selective dorsal rhizotomy for spastic cerebral palsy. Technical note. *Neurosurg Focus*, 2006. 21(2): p. e7.

11. Bonney, G., Iatrogenic injuries of nerves. *J Bone Joint Surg Br*, 1986. 68(1): pp. 9-13.

12. Bell, H.S., Paralysis of both arms from injury of the upper portion of the pyramidal decussation: "cruciate paralysis." *J Neurosurg*, 1970. 33(4): pp.376-380.

13. Kennemore, D.E., *Percutaneous Electrocoagulation of Spinal Nerves for the Relief of Pain and Spasticity.* Radionics Procedure Technique Series. 1978, Burlington, MA: Radionics.

14. Herz, D.A., et al., The management of paralytic spasticity. *Neurosurgery*, 1990. 26(2): pp. 300-306.

15. Kasdon, D.L., and E.S. Lathi, A prospective study of radiofrequency rhizotomy in the treatment of posttraumatic spasticity. *Neurosurgery*, 1984. 15(4): pp. 526-529.

Zoe E. Teton, Ahmed M. Raslan

第15章 肌张力障碍

病理介绍

患者,男,12岁,有戊二酸尿症1型(GAT1)病史,并伴有严重的四肢瘫痪性肌张力障碍。患者在出生后13个月大时首次被诊断为GAT1,然后,在3岁时被诊断为脑瘫(CP)。他的病情发展缓慢,状况好的时候只能说几句话。最初,他能够借助于助行器行走,但在确诊CP后不久病情即开始恶化。

不幸的是,他的病情多年来一直在恶化。患者母亲描述了护理过程中的问题,并指出护理他的压疮特别困难。患者只能坐轮椅,并在上学时使用受控辅助设备。他曾因肌张力障碍而受伤,包括从椅子上转移时摔倒致左前臂骨折。

患者的四肢接受肉毒杆菌注射数年。然而,他的母亲讲述,这些药物并不是特别有用,而且效力似乎正在减弱。鞘内注射巴氯芬泵试验也并非特别有效。目前,安坦(盐酸苯海索)药物治疗在一定程度上缓解了他的肌张力。MRI T1序列显示了基底节后部对称性体积减小和T2高信号。

问题

1. 对于药物难治性肌张力障碍患者,最适合的外科治疗是哪种?

2. 手术治疗的靶点选择有哪些?

3. 在考虑手术前,肌张力障碍检查有哪些?

评估与治疗计划

初始病史和查体将区分肌张力障碍和肌张力障碍叠加综合征,然而已有信息不足以确定病因[1]。经颅磁刺激(TMS)和脑电图等神经生理学检查有助于确认肌张力障碍的存在,但无益于病因的鉴别。

虽然,原发性肌张力障碍患者的脑部MRI检查可能正常,但MRI有助于筛查肌张力障碍的继发原因(图 15.1)。FDG-PET成像可能显示中脑、丘脑和小脑的代谢活动增加,但在无症状携带者中也观察到这些发现,在解释这些结果时,建议谨慎。

应进行基因测试以确认和验证诊断。在患者的家庭成员中应谨慎进行,因为最常导致肌张力障碍(DYT1)的突变外显率较低。该患者在很小的年龄就得到了医生的诊断,并通过基因测试得以确认。如果决定进行脑深部电刺激(DBS)手术治疗肌张力障碍,应行第二次脑MRI检查来识别皮质血管,并辅助制订手术计划。

问题

1. 患者在接受手术前可以尝试哪些治疗方法?
2. 如何比较刺激苍白球(GPi)与刺激丘脑底核(STN)的疗效?

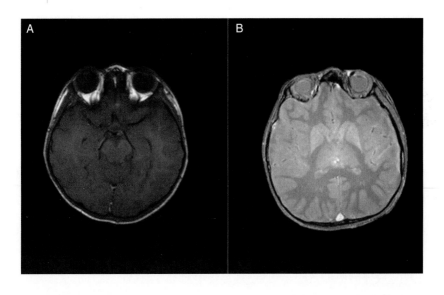

图 15.1 (A)MRI快速自旋回波恢复序列显示对称性异常、体积减小的预期变化。(B)MRI T2 显示基底节后部高信号。

病例总结：诊断要点

1. 肌张力障碍是一组复杂的神经系统疾病，并且没有明确的诊断测试。其临床特征是体内主动肌和拮抗肌的异常，非自愿和持续的共同收缩，导致受影响区域的姿势异常[2-4]。

2. 完整的术前肌张力障碍检查应包括详尽的病史和临床检查。实验室检查和神经影像用于排除代谢或结构性原因。最后，基因测试、电生理测试和组织活检有助于确定诊断。

3. 一旦药物治疗无效，或者由于药物相关副作用不能耐受，或者残疾程度或照顾者的负担高到需要考虑手术干预时，就该考虑DBS。

决策

　　肌张力障碍患者的药物治疗措施很多，根据治疗的肌张力障碍类型不同，其有效率会有所不同。最常用的药物包括抗胆碱药、苯二氮䓬类和肌肉松弛剂。患者经常使用理疗和作业疗法，肉毒杆菌毒素通常用于普遍的病例。鞘内巴氯芬泵（IBP）也可以通过手术植入，尽管疗效不一，也得到频繁地使用。在考虑手术干预时，涉及两个决策点。第一个决策点是是否进行手术，当发生以下三种情况之一时，应考虑此决策：①曾尝试药物治疗但基本无效或副作用大；②残疾程度或疾病负担太高，父母或照料者无法进行有效护理时；③疼痛较为严重（疼痛是肌张力障碍的一项特征）。

　　第二个决策点是手术靶点。最常用的靶点是GPi和STN，但两者都有缺点。既往GPi是最常用的靶点；然而，该处的刺激可能引起运动迟缓，而且通常GPi的DBS在肌张力障碍中的全部疗效在植入后很长时间（数周到数月甚至数年）才实现。另一方面，STN刺激导致一些患者出现短暂的运动障碍和体重增加。

　　对于儿童患者，因为已知这种特殊肌张力障碍类型的病理学涉及GPi，而且有大量关于儿童苍白球刺激的文献支持，因此选择的靶点是GPi。

　　此外，选择行全身麻醉睡眠中DBS是因为患者的年龄，以及他显著的肌张力运动障碍。第一阶段电极放置手术和第二阶段脉冲发生器安装手术在一次麻醉下进行。在没有微电极记录的情况下，可通过术中CT进行图像引导DBS对电极位置进行验证。

问题

1. STN 和 GPi 区域内的相应靶点分别为？

2. DBS 植入中的靶点误差配准误差是多少？误差超过多少时应对电极重新定位？

3. 该手术相关的主要并发症有哪些？

手术步骤

在立体定向术的早期阶段,微电极记录被用来验证植入的电极是否定位精确。然而,现在先进的影像成像技术能够直接显示靶点中心,而且这种方式不需要患者保持清醒。

脑深部刺激器植入通常分两步进行[5,6]。第一步是放置电极本身,第二步是大约一周后植入IPG。在手术前,行MR检查并将数据下载到StealthStation或BrainLab工作站,可以提前做电极穿刺轨迹的手术规划。在手术当天,全身麻醉插管后,使用Halo Retractor System将患者的头部固定到位,放置5个骨性定位标记,并在术中进行CT扫描,然后使用StealthStation或BrainLab工作站将这些基于立体定向框架的脑部CT扫描与术前MR图像融合。

先前放置的颅骨定位标记经非无菌注册,使得图像链接到手术空间。然后,在头骨上做一个小导向孔标记预定的钻孔入口点,以确定预设靶点。无菌准备后,在标记的位置上行颅骨钻孔,并使用植入的基准点进行第二次注册——无菌注册。然后计算靶点深度,并将其放置在STN的中心或GPi的后腹侧,目标是将靶点注册误差限制在5mm以内。然后打开硬脑膜,将套管一直插至靶区,接着导入DBS电极。随后收回套管,并使用StimLoc系统将电极固定到位。然后进行第二次术中CT扫描,以确认电极的准确放置。然后将该图像与术前扫描融合,并记录目标的误差。如果矢量误差大于3mm,则应重新放置电极。然后将电极通过隧道穿入耳后区域,同时制作锁骨下皮囊。延长电缆通过隧道连接,电池连接至DBS电极。然后对切口进行冲洗、缝合、包扎。

病例总结:治疗要点

1. 当执行头皮基准点的注册时,手术医生应将靶点注册误差设定为<5mm。

2. 进入点应避开脑沟和侧脑室。

3. 每个位置范围内的坐标和相应的靶点区域如下所示（以连合间平面和连合中点为参考）：

A. GPi：后部和下部，紧邻视束上方

　ⅰ. 外侧：距侧脑室壁18mm

　ⅱ. 前后（AP）：往前2mm

　ⅲ. 垂直：往下5mm

B. STN：中心

　ⅰ. 侧面：12mm

　ⅱ. AP：往后3~4mm

　ⅲ. 垂直：往下4mm

要点

1. 如果本例患者患有局灶性肌张力障碍（影响身体的单一部位），则可采用更有针对性的手术，如脊髓切开术或选择性外周去神经化。

2. 如果患者患有更大范围的肌张力障碍，但不选择DBS植入，可以通过手术植入IBP，将肌肉松弛剂直接送入鞘内空间，这已被证明是有效的，尤其是对患有累及手臂和腿部的"痉挛性肌张力障碍"，以及与继发原因相关的患者（如迟发性肌张力障碍和脑瘫）。然而，高并发症发生率和导管漏药风险（可能危及生命）降低了IBP的使用率。

护理

术中第2次CT扫描后，无须额外影像学检查。但是，如果患者在清醒状态下接受该手术操作，则应对其进行术后CT或MRI检查，以确认电极处于正确位置，并且没有术中出血（图15.2）。患者一般在术后第2天出院。患者将在大约1周后返回接受IPG安置，并可在安置手术后当天离开。

并发症及处理

DBS植入的主要并发症可能与硬件相关，也可能由植入设备部位的感染引起[2,7]。

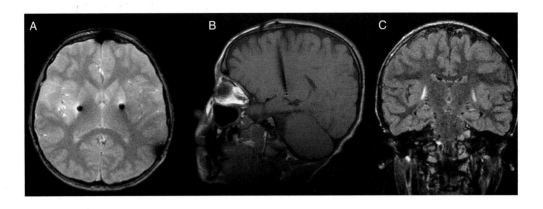

图15.2 （A）植入后MRI轴位T2图像，显示电极植入双侧GPi。（B）矢状位T1图像显示电极植入GPi。（C）冠状FLAIR图像显示电极植入双侧GPi。

与硬件相关的并发症包括电极移位、断开和机械故障，发生率<2%。另有1.7%~4.5%的感染需要手术干预。植入时存在颅内出血的风险，症状性出血的发生率极低，文献中报道<1.5%。

病例总结：并发症要点

1. 考虑到该手术中植入了硬件，感染的风险必然高于病变手术相关的感染率（丘脑切开术、苍白球切开术），感染率在0~15%的范围内，但由于被视为"感染"的症状差异性很大，很难进行比较。对于多数研究，感染率仍然<3%，需要再次手术的病例<50%。稳定的手术团队、严格的无菌措施、更短的手术时间以及预防性抗生素的使用，可保持感染率在较低水平[7]。

2. 目前，DBS植入物在影像学上可检测到血肿的风险约为3%，只有50%的病例有出血的症状，这是比较低的，尤其是与立体定向活检中的出血率相比，在一些研究中，报道后者的出血率高达60%[8]。

证据与结果

肌张力障碍是一种终身性疾病，由中枢神经系统运动控制的神经功能障碍引起，并导致严重疼痛和残疾。在世界各地，其发病率因所使用的分类而异。在美国，局灶性肌张力障碍的发病率高达30/100 000，而全身性肌张力障碍的发病率为（0.2~6.7）/100 000。

在德系犹太人后裔、英格兰北部人群和>50岁的意大利人群中,发病率明显较高[4]。尽管肌张力障碍在全球范围内普遍性存在,但对于这种神经功能障碍的病理生理发病机制仍然知之甚少。神经影像学研究表明,抑制性基底节输出减少、皮质抑制失败、整合模式异常和可塑性适应不良与此有关,但其病因尚不完全清楚[3]。多数被诊断为肌张力障碍患者的预期寿命正常,但其症状的存在和严重程度是不可预测的,可能会随着时间的推移而进展或波动。因此,干预的目的是通过尽量减少症状、增加自主运动和减少疼痛来改善总体生活质量,同时尽量减少治疗的不良影响。

脑深部刺激是患者的主要手术选择,根据治疗的靶点部位和肌张力障碍的亚型,其疗效不同。通常以GPi作为选择靶点,但有报道称,刺激可诱发未受影响肢体运动迟缓,这在一定程度上限制了其使用,例如,在旧金山加利福尼亚大学的一项研究中,11例患者中有10例发生运动迟缓[9]。GPi深部电刺激需要数周到数月甚至数年才能达到最大疗效[2,10]。GPi刺激被证实使肌张力障碍患者的症状得到改善,残疾显著减少(由Burke-Fahn-Marsden肌张力障碍评定量表之残疾量表确定)和生活质量改善(由简式-36量表确定)。迄今为止,规模最大的前瞻性研究显示接受双侧苍白球神经刺激的患者,3年后肌张力障碍严重程度平均降低67%,5年后平均降低60%[11]。这种症状的减轻带来了残疾指标和生活质量指标的显著改善,这与文献中的改善率一致,在一些开放性病例研究中为60%~85%,在随机对照试验中为40%~50%,至少随访6~12个月[2]。遗憾的是,在继发性肌张力障碍中改善率差异更大,而且往往有效率更低,有研究显示在继发于CP的肌张力障碍中,改善率低至20%[12]。

虽然DBS术后肌张力障碍患者的症状改善率普遍较高,但长期结果的研究相对较少。Walsh等人发表了一项长期的随访研究,发现双侧GPi刺激对颈肌张力障碍的益处平均维持了近8年[13]。

STN最近才被描述为DBS肌张力障碍的潜在靶点[14]。虽然该靶点确实避免了刺激引起的运动迟缓,但也增加了运动障碍和潜在体重增加的风险[2]。2013年的一项双盲前瞻性交叉研究发现,两个靶点在症状改善或生活质量提高方面的疗效差异没有统计学意义[6]。同年,对另一组患者的研究证明,接受双侧STN刺激的患者能保持术后3~10年(平均随访5.7年)的症状减轻和生活质量指标改善[15]。总体来说,这两种靶点似乎都是治疗肌张力障碍的安全有效的刺激靶点,需要进一步研究以确定哪个靶点效果更好。

(程彦昊 译 张健 校)

参考文献与延伸阅读

1. Robottom BJ, Weiner WJ, Comella CL. Early-onset primary dystonia. *Handb Clin Neurol.* 2011; 100: 465-479.

2. Larson PS. Deep brain stimulation for movement disorders. *Neurotherapeutics.* 2014: 11(3): 465-474.

3. Pavese N. Dystonia: hopes for a better diagnosis and a treatment with long-lasting effect. *Brain.* 2013;136(Pt 3): 694-695.

4. Snaith A, Wade D. Dystonia. *BMJ Clin Evid.* 2014 Feb 28;2014. pii: 1211.

5. Burchiel KJ, McCartney S, Lee A, Raslan AM. Accuracy of deep brain stimulation electrode placement using intraoperative computed tomography without microelectrode recording. *J Neurosurg.* 2013;119(2): 301-306.

6. Schjerling L, Hjermind LE, Jespersen B, et al. A randomized double-blind crossover trial comparing subthalamic and pallidal deep brain stimulation for dystonia. *J Neurosurg.* 2013: 119(6): 1537-1545.

7. Fenoy AJ, Simpson RK Jr. Risks of common complications in deep brain stimulation surgery: management and avoidance. *J Neurosurg.* 2014;120(1): 132-139.

8. Binder DK, Rau G, Starr PA. Hemorrhagic complications of microelectrode-guided deep brain stimulation. *Stereotact Funct Neurosurg.* 2003;80(1-4): 28-31.

9. Berman BD, Starr PA, Marks WJ Jr, Ostrem JL. Induction of bradykinesia with pallidal deep brain stimulation in patients with cranial-cervical dystonia. *Stereotact Funct Neurosurg.* 2009; 87(1): 37-44.

10. Petrossian MT, Paul LR, Multhaupt-Buell TJ, et al. Pallidal deep brain stimulation for dystonia: a case series. *J Neurosurg Pediatr.* 2013;12(6):582-587.

11. Volkmann J, Wolters A, Kupsch A, et al. Pallidal deep brain stimulation in patients with primary generalised or segmental dystonia: 5-year follow-up of a randomised trial. *Lancet Neurol.* 2012: 11(12):1029-1038.

12. Koy A, Hellmich M, Pauls KA, et al. Effects of deep brain stimulation in dyskinetic cerebral palsy: a meta-analysis. *Mov Disord.* 2013;28(5):647-654.

13. Walsh RA, Sidiropoulos C, Lozano AM, et al. Bilateral pallidal stimulation in cervical dystonia: blinded evidence of benefit beyond 5 years. *Brain.* 2013;136(Pt 3):761-769.

14. Kleiner-Fisman G, Liang GS, Moberg PJ, et al. Subthalamic nucleus deep brain stimulation for severe idiopathic dystonia: impact on severity, neuropsychological status, and quality of life. *J Neurosurg.* 2007;107(1): 29-36.

15. Cao C, Pan Y, Li D, Zhan S, Zhang J, Sun B. Subthalamus deep brain stimulation for primary dystonia patients: a long-term follow-up study. *Mov Disord.* 2013;28(13):1877-1882.

索　引